胸外科手术学与
实用临床微创诊疗

朱　健　郗二平　李　伟◎著

汕头大学出版社

图书在版编目（CIP）数据

胸外科手术学与实用临床微创诊疗 / 朱健，郗二平，

李伟著. -- 汕头 ： 汕头大学出版社，2022.12

ISBN 978-7-5658-4900-8

Ⅰ．①胸… Ⅱ．①朱… ②郗… ③李… Ⅲ．①显微外

科学—胸部外科手术 Ⅳ．①R655

中国版本图书馆CIP数据核字(2022)第257567号

胸外科手术学与实用临床微创诊疗

XIONGWAIKE SHOUSHUXUE YU SHIYONG LINCHUANG WEICHUANG ZHENLIAO

作　　者：朱　健　郗二平　李　伟

责任编辑：黄洁玲

责任技编：黄东生

封面设计：古　利

出版发行：汕头大学出版社

　　　　　广东省汕头市大学路243号汕头大学校园内　　邮政编码：515063

电　　话：0754-82904613

印　　刷：廊坊市海涛印刷有限公司

开　　本：710mm×1000mm　1/16

印　　张：10.5

字　　数：230千字

版　　次：2022年12月第1版

印　　次：2023年3月第1次印刷

定　　价：158.00元

ISBN 978-7-5658-4900-8

编 委 表

主　编：朱　健　郗二平　李　伟

副主编：朱　豫　王　捷　向　峦　刘　盈

　　　　高艳红　张　瑜

编　委：谭　焱　严四军　纪　涛　王　正

　　　　杨　罡　顾明明　许贵华　杨文倩

　　　　王秀梅　汤克琼　张亚楠　李雪梅

　　　　黄　科　丁远煜　叶　林　吴银丹

CONTENT / 前 言

随着时代的进步，医学领域也在飞速发展。胸外科专业的诊断与治疗技术伴随疾病谱的变化也在不断更新、发展，早年的理念需要不断更新。随着人们生活水平的不断提高、健康保健意识的不断增强，以及健康体检的普及，疾病早期被发现的病例明显增多，且病种复杂。如何针对小病灶和早期病变规范化进行手术，提高手术后的生活质量，将传统手术变为微创手术，等等，都是胸外科医生面临的挑战。针对以上情况，笔者认为有必要及时更新胸外科手术理念和技术，以飨读者。

胸外科手术对心肺功能和人体生理机能的影响较大，所以胸外科手术期管理十分重要，现已明确其与胸外科手术患者的预后和转归密切相关。随着我国医疗技术迅猛发展，微创技术已广泛应用于临床。复杂手术微创化既是患者向往的目标，也是外科的发展方向。随着胸外科手术中微创技术的应用不断突破，其适应证也得以拓宽，很多胸外科疾病在诊疗的策略与原则上发生了一些改变。直至当下，在胸外科疾病诊疗过程中，微创技术已占据重要地位，其作用不可代替。

时代的发展与进步促使胸外科理论与技术方面的新成就不断涌现，使外科学的内容越来越丰富。在这种新形势下，为了满足临床一线医务人员提高业务水平的需要，笔者在查阅了大量国内外专业文献的基础上，撰写了本书。

本书共分为五章，分别是胸外科常用辅助检查、胸外科术前准备、胸外科常用手术、微创胸外科手术的应用和胸部手术并发症。本书回顾了近年来胸外科手术管理中的相关进展，结合多年临床经验，总结胸外科微创诊疗技术的发展，供临床医师实践参考。

本书在编写过程中，借鉴了诸多普通外科相关的临床书籍与资料文献，在此表示衷心的感谢。由于本编委会人员均肩负胸外科临床诊治及护理工作，故编写时间仓促，难免有错误及不足之处，恳请广大读者批评指正，以使笔者更好地总结经验，达到共同进步的目的。

笔 者

2022年6月

CONTENT / 目 录

第一章　胸外科常用辅助检查 01

　第一节　肺功能检查 01

　第二节　胸部X线检查 06

　第三节　胸部CT检查 11

　第四节　胸部MRI检查 14

　第五节　胸部正电子发射断层成像 16

第二章　胸外科术前准备 19

　第一节　术前评估 19

　第二节　术前准备 21

第三章　胸外科常用手术 25

　第一节　气管、支气管手术 25

　第二节　肺部手术（楔形切除、肺段切除、肺叶切除）.....35

　第三节　胸壁手术 39

　第四节　食管和贲门手术 51

　第五节　纵隔手术 66

　第六节　胸膜及其他手术 71

第四章　微创胸外科手术的应用 76

　第一节　微创胸外科手术切口的选择 76

　第二节　电视胸腔镜手术设备 86

　第三节　电视纵隔镜检查术 89

第四节　胸腔镜胸膜活检及肿瘤切除术 ……………………………………… 94

第五节　胸腔镜肺大疱切除胸膜固定术 ……………………………………… 97

第六节　胸腔镜食管肌层切开术 ……………………………………………… 103

第五章　胸部手术并发症 …………………………………………………… 105

第一节　术后处理 …………………………………………………………… 105

第二节　气管、支气管手术并发症 ………………………………………… 107

第三节　肺切除术并发症 …………………………………………………… 119

第四节　胸壁手术并发症 …………………………………………………… 126

第五节　食管、贲门切除及重建术并发症 ………………………………… 131

第六节　纵隔手术并发症 …………………………………………………… 148

参考文献 …………………………………………………………………… 155

第一章　胸外科常用辅助检查

胸外科包含的内容比较宽泛，本章主要从心、胸、肺、胃、支气管和纵隔等层面对日常的胸外科辅助检查进行概述。

第一节　肺功能检查

一、基本概念

肺功能检查是胸外科患者术前常规检查之一，它有助于选择肺部手术方式，估计肺切除范围及评估肺切除术的可行性，对肺切除术的风险做出客观的评价[①]。

二、肺功能检查适应证

第一，确定肺损害程度，估计肺功能不全程度。

第二，帮助选择手术适应证，确定手术范围。

第三，客观评价手术风险，帮助选择麻醉方式。

第四，估测余肺功能，评价手术效果。

第五，指导术后肺生理功能的维护，减少术后并发症。

第六，鉴定劳动能力。

三、肺功能检查禁忌证

第一，近3个月有急性心肌梗死、脑卒中或休克病史。

第二，近4周出现严重的心力衰竭、心律失常或不稳定型心绞痛。

第三，4周内有大量咯血史。

---

① 黄珍珍. 肺功能检查，有哪些注意事项[J]. 东方养生，2022（06）：5.

第四，癫痫发作需要药物治疗。

第五，未控制的原发性高血压。

第六，有主动脉夹层、主动脉瘤。

第七，严重的甲状腺功能亢进。

四、常用肺功能检查

（一）肺容量

1. 肺活量（VC）

肺活量指最大深吸气后做最大呼气所能呼出的气量。正常男性约为3470 mL，女性约为2440 mL。临床常用实际值占预计值的百分数表示，正常值应大于80%。临床意义：作为反映肺组织、呼吸器官病理改变或呼吸肌力量强弱的指标。

2. 功能残气量（FRC）与残气量（RV）

平静呼气末残留在肺内的气量称为功能残气量，正常男性为1500 mL，女性为1000 mL。最大深呼气末肺内残留的气量称为残气量。正常残气量个体差异大，残气量的衡量以它与肺总量的百分比表示，即残气/肺总量×100%，青年人为25%～30%，中年人与老年人一般为35%～40%。临床意义：结合肺功能其他指标可用于诊断肺气肿。

3. 肺总量（TLC）

肺总量指最大深吸气末肺内所含的气量，等于肺活量加残气量。正常男性平均为5000 mL，女性为3500 mL。临床意义：与肺活量相同。

（二）肺通气功能

1. 静息每分钟通气量（VE）

静息每分钟通气量指在静息状态下每分钟吸入或呼出的气量，等于潮气量乘以呼吸频率。正常男性为6.6 L/min，女性为5.0 L/min。临床意义：超过10 L/min

为通气过度，可导致呼吸性碱中毒；低于3 L/min为通气不足，可导致呼吸性酸中毒和低氧血症。

2. 最大自主通气量（MVV）

最大自主通气量指1分钟以最大幅度和最快的速度呼吸所能吸入或呼出的气量。正常成人男性为（104±2.3）L/min，女性为（82.5±2.15）L/min，临床上通常用实际值占预计值的百分比表示。临床意义：反映了气道的动态功能，当大气道有病变时，MVV明显减少。本项检查实质是通气储备能力试验，用以衡量胸廓肺组织弹性、气道阻力、呼吸肌力量，医学上多用实测值与理论预计值的比例来表示其大小，正常应大于80%，低于60%为异常。通气储备能力降低、严重心肺疾病或近期咯血患者不宜检查该项。MVV反映了呼吸系统动力学的综合情况，临床上常将其作为外科手术的可靠指标。

3. 用力肺活量（FVC）

用力肺活量指在深吸气后以最快速度、最大力量呼出的全部气量，可以计算出第1秒、第2秒、第3秒呼出气量，并分别计算其占用力肺活量的百分比，其正常平均值：第1秒为83%，第2秒为96%，第3秒为99%。临床意义：①用力肺活量是测定通气功能简便易行且价值高的方法之一，支气管阻塞性疾病或肺气肿患者可以减退且较灵敏；②可以区分是限制性或是阻塞性通气障碍；③重症患者不能接受最大通气量的测定时，可做此检查推算最大通气量，预计最大通气量=0.302×第1秒用力肺活量±10.85；④实际上常用第1秒用力呼气容积占用力肺活量的百分比表示，称为一秒率，一秒量则为第1秒用力呼气容积，二者均对慢性阻塞性肺疾病有诊断价值；⑤FVC小于正常值，表示存在限制性通气障碍，见于胸壁畸形、胸膜增厚、肺纤维化等。

4. 最大呼气中期流量（maximal mid-expiratory flow，MMEF，MMF）

将用力呼气肺活量曲线分为四等份，取中间两个四分之一的量，计算与相应呼出时间的关系即为最大呼气中期流量。MMF正常平均值男性为3~4 L/s，女性为2~3 L/s。临床意义：MMEF与FVC、MVV相同，均为识别气道阻塞较敏感的指标，它主要反映小气道阻塞程度。

5. 气速指数

气速指数指最大自主通气量百分比与肺活量百分比之比，正常值为0.8～1.2，平均为1.0。临床意义：气速指数小于0.8，提示为阻塞性通气功能障碍；气速指数大于1.2，提示为限制性通气功能障碍。而对于混合性通气功能障碍，气速指数也可能在正常范围内。

6. 通气储量百分比（VR%）

为检查通气储备功能，临床上用VR%表示。VR%=[（最大通气量－每分通气量）/最大通气量]×100%。正常值应大于95%。小于80%时，心肺和其他手术要慎重考虑，小于60%则禁忌胸外科手术。

五、肺功能考核

按肺功能检查结果和功能障碍的临床表现，确定肺功能程度。

临床上评价通气功能是否正常和其损害程度时，可根据第1秒用力呼气容积（一秒量，FEV_1）进行分级。

正常：大于预计值的80%。

轻度减损：占预计值的79%～65%。

中度减损：占预计值的64%～50%。

重度减损：占预计值的49%～35%。

极度减损：占预计值的35%以下。

六、术前肺功能评价

对于评估患者是否能耐受开胸大手术，除肺功能检查外还需考虑其他临床情况（如肝肾功能、有无心脏病、有无高血压和糖尿病、有无动脉硬化合并脑功能不全及患者的年龄、体重等），才能做出合理客观的评价。

由于临床工作的需要，笔者所在单位经常使用两种简便的方法评估患者肺功能情况。第一种是询问患者能否顺利爬楼3～5层楼，若能不休息爬楼3～5层，说明肺功能储备尚可。第二种是让患者做闭气试验，也就是让患者深吸一口气后屏气，测试能坚持多久。如果能坚持15秒以上，说明肺功能也不会太差。

（一）手术一般风险

患者术后出现呼吸道并发症的主要原因是咳嗽能力差或咳嗽无力，导致呼吸道分泌物潴留。

肺功能差影响术后排痰。一般手术患者术前应检查肺活量、用力肺活量、最大呼气流量和最大自主通气量。最大呼气流量减小的患者，很容易发生术后并发症，当MVV低于50 L/min时，应尽量避免做大手术。

MVV是评价患者能否耐受大手术的重要指标之一，也是评价手术可能性的筛选检查方法。MVV小于33%预计值，患者术后清除呼吸道分泌物的能力明显下降，有时需用鼻导管吸痰或气管内插管吸痰，严重时需进行气管切开。不管什么原因，只要MVV降低，一定要警惕术后肺部并发症的发生。

对有呼吸系统基础疾病的患者，单纯剖胸手术就对肺功能有一定的影响。如果肺功能检查或者临床症状提示患者肺功能较差，行胸部大手术或肺切除术就需要非常谨慎，否则手术后就有难以拔除呼吸机、发生呼吸衰竭，甚至死亡的风险。对一般肺疾病患者进行全肺切除术或肺叶切除术或肺楔形切除术时，要了解被切除的肺对肺通气功能的影响，必要时或有条件时，可以通过支气管肺量计进行分侧肺功能检查。对于常规肺功能检测已接近手术危险临界的患者，尤其应重视分侧肺功能检查。

用力呼气量（FEV）小于2 L、MVV小于50%时，需要进行分侧肺功能检查。分侧肺功能检查结果对于能否适宜手术的标准如下。

（1）阻断一侧肺动脉主干并运动时，肺动脉平均压小于4.67 kPa（35 mmHg）。

（2）阻断一侧肺动脉主干并运动时，氧分压大于6 kPa（45 mmHg）。

（3）根据肺扫描结果计算术后FVC，占预计值大于0.8。

上述三项中具备两项者，认为能够安全耐受手术。

七、评论

（1）肺功能检查是胸外科住院患者一项必备的检查项目，它对于预测患者能否耐受开胸术、肺切除术及术后肺部并发症发生的可能性有重要的作用。对于具有同样肺功能的患者，除考虑肺部之外的因素，肥胖、身高低于160 cm、营养状况差、吸烟等也影响术后肺功能。术前证实已存在慢性阻塞性肺疾病

（COPD）患者，手术风险亦增加。存在肺部基础病变的患者，除肺功能检查外，还需要进行动脉血气分析或肺动脉压力测定等其他检查进一步评估。

（2）分侧肺功能检查较为复杂，要求设备及仪器精度较高，临床上一般还达不到普遍应用的条件。对此，可以大致估计术后的肺功能。方法为计算术后剩余肺段的百分比，术前值乘以这个百分比值即为术后肺功能，具体可以利用公式：术后FEV_1预计值=术前$FEV_1 \times （1-S \times 0.0526）$计算，其中，$S$为切除的肺段数。若术后$FEV_1$预计值小于0.8 L，则为手术禁忌证。当病变的肺段通气血流比例不匹配，如术前存在局部肺大疱且体积较大，或病变局部阻塞支气管，其远端肺组织无通气时，行病变切除后远期肺功能可能有明显改善。

第二节　胸部X线检查

胸部X线检查是胸部疾病不可缺少的检查和诊断方法，包括透视、摄片、支气管造影、上消化道造影及心血管造影等。近年来，由于普遍应用计算机体层摄影（CT）和磁共振成像（MRI），胸部X线检查逐渐减少，但在肺和纵隔的检查中，特别是在肺门区及肺的局灶性或弥漫性病变的检查中，胸部X线检查仍然发挥重要的作用。

一、胸部X线表现

（一）正位投照

摄片条件是患者取标准直立后前位，深吸气屏住时摄片。优质胸片标准为：①胸部端正，包括全部肺野、胸廓、肋膈角、横膈肌、颈下部；②肺野清亮，对比鲜明，可清晰显示肺纹理的细微结构；③能见到较清晰的第一至第四胸椎，其下部胸椎隐约见到整体轮廓；④两侧胸锁关节到中线距离相等，其间隙宽度也应一致，两肩胛骨不应与上肺野重叠；⑤骨性胸廓影与周围软组织能分清，四角软组织应变黑。胸廓软组织与骨骼在胸片上形成的影像易致误诊。

（二）软组织

在后前立位胸片上可以看到的软组织影像自上而下有胸锁乳突肌、锁骨上皮肤皱褶、伴随的阴影、胸大肌、乳房及乳头。

（三）骨骼

构成胸廓的骨骼有肩胛骨、胸椎、锁骨、胸骨和肋骨。其中肋骨有许多先天性变异，如肋骨分叉、肋骨联合、颈肋等。

（四）肺门阴影肺门点位置

（1）肺门影位置以肺门点为标志，肺门点是上下肺静脉干与下肺动脉的交界点。右侧肺门点与水平裂相对应，相当于腋中线的第五、六肋骨水平面。97%的左侧肺门点比右侧高。

（2）肺门高度比率：从肺门最高点与胸椎平行面做垂直线至膈肌，至两侧肺门点各引一条交叉线与其垂直，得出肺尖至肺门与肺门至膈肌的距离比率。正常右侧为1.13，左侧为0.84。正常右肺门位于右胸腔偏下部，左肺门位于左胸腔偏上部。如处于卧位或胸廓畸形，则此比值不适用。

（3）肺门组成及大小：两肺门一般对称，位于纵隔两旁。左肺门常被心影遮盖难以辨认。两肺门显示清楚时，外形如"八"字状。

（五）肺野

1. 肺野的划分

通常将肺分为9个区，第二肋骨前端下缘以上称为上肺野，由此至第四肋骨前端下缘为中肺野，以下部分为下肺野。此外，再将肺野纵行分为3带（外、中、内3带），共分为9个区。

2. 肺野透亮度

正常人两肺野透亮度相同，也可因胸廓软组织（如乳房、胸大肌等）不对称而有差异。

3. 肺血管（肺纹理）

从外围向肺门检查肺野，外侧肺野较为清晰，不会忽略较细的血管纹理和病灶。肺上部血管较下部同级分支血管精细，两侧肺相应部位的血管数目及大小相同。肺纹理自肺门向外周发散，其管径由粗到细，直达中、外带交界处。有关肺血管数可通过测量来计算。

4. 右叶间裂

约45%的正常人可见右叶间裂，水平裂与肺门点相对应，向外与腋中线第六肋骨相交。

5. 前锯肌

前锯肌附于肋骨上，偶尔在胸片上显影，多位于两侧胸壁外侧，一般不投影到胸内，甚似胸膜。

6. 侧胸壁脂肪影

侧胸壁脂肪影为沿侧胸壁的条状密度增高影，为肥胖者的正常表现。

7. 下肺动脉干

肺门阴影主要由下肺动脉干和肺静脉近端构成。

（六）气管

1. 气管宽度

气管阴影为一透亮柱，长10～13 cm，宽度上下大致一致，为1.5～2.2 cm。

2. 气管位置

正常人气管多居中，下1/3段轻度向右偏移。观察气管位置体位必须对称。在标准胸片正位上，锁骨内端与邻近椎体或椎弓根相邻接。

（七）胸椎旁线

胸椎旁线系纵隔胸膜（肺与纵隔交界面）矢状面投照形成，左侧较右侧多见。有时左侧纵隔胸膜起始点较高，表现为经主动脉结向上延伸的致密阴影，如对这种左肺尖内侧软组织内的正常解剖结构认识不足，常会将其误认为是早期病变。

（八）横膈

1. 膈及穹隆平面

正常呈抛物线弧状，与后肋骨排列大致平行。呼吸时横膈运动自如，肺纹理分布正常。约90%正常人右侧横膈高于左侧1～2 cm，约10%的人两膈肌高度相等。有时膈肌在中前方局限性膨出，显示不出双重膈影，是一种正常变异，系膈肌部分肌束短且张力不均匀所致。

2. 肋膈角

膈面外侧缘切线与胸壁内侧缘切线的夹角称为肋膈角，横膈穹隆高度正常者，其肋膈角清晰锐利，正常平均为30°，最大不超过50°。

3. 心膈角

心膈角指膈面内侧缘切线与心包外缘切线的夹角，正常时右侧呈锐角，左侧呈钝角，心膈角处常可见一比心影密度低、比肺密度高的淡薄阴影，系正常脂肪垫，呈片状或三角形，有时右心膈角处亦可见到，勿误认为是病变。

4. 横膈清晰度

正常横膈轮廓锐利，为肺与胸膜、膈肌或肝的分界面。深吸气时，附着于肋骨端的膈肌被牵拉，使膈面呈锯齿状的轮廓，勿认为是膈肌粘连。

二、胸部X线读片方法

（一）读片顺序

胸片检阅顺序因个人习惯和熟练程度各异，不强求特定的规律。一般习惯是首先辨明姓名和日期，将全张照片做总检阅，注意有无明显异常的阴影。其次检视肺部，从肺尖顺着每个肋间隙向下至肺底，再顺着每根肋骨向上至肺尖，两侧对比仔细观察。再次检查心脏和大血管的中央阴影，特别注意有无增大、变形和移位等征象。然后观察纵隔、横膈、肋膈角和心膈角。最后检查胸廓的骨骼和软组织及颈部的情况。阅片时强调认真、全面、有顺序，结合临床及其他资料，综合分析，以做出正确的结论。

（二）病变的分析方法

1. 定位

阅读胸片发现阴影时，首先要判断它的解剖部位是肺内还是肺外。在肺内应确定其在肺的何叶何段，并确定其是否属于肺泡、间质、支气管、血管和淋巴病变。在肺外应分析其在胸腔何部。位于中央的病变要确定其与纵隔的关系及在纵隔的哪一部位和与心脏大血管的关系。位于肺底的病变要确定其与横膈的关系——位于膈上和膈下，或是横膈本身的病变[①]。

2. 定性

确定为肺内异常阴影后，应进行下列分析。

（1）病灶形态：肺部炎性病变显示为片状模糊阴影，结核病灶呈浸润状，肿瘤性病变呈块状致密阴影。

（2）病灶位置和分布：上肺病变以结核病可能性大；下肺病变多为支气管肺炎和支气管扩张症；位于肺叶后段病变以结核病或炎性病变的可能性大；前段病变多考虑肿瘤性病变；粟粒性病变均匀满布于双侧肺野者（从肺尖到肺底），多为结核病；如粟粒性病变在两肺的内中带较多，而肺尖和肺外带较少，要考虑其他性质的粟粒性病变，如血吸虫病、某些职业病（硅沉着病、肺铁末沉着病等）、转移性肿瘤、含铁血黄素沉着症等。

（3）病灶的密度：空洞病灶显示密度减低或透亮阴影，肿瘤或炎性实变或肺不张则显示密度增高的致密阴影。

（4）病灶的外形和边缘：炎性和结核浸润病灶外形多不整齐，边缘多模糊不清。肿瘤性病变，特别是良性肿瘤外形整齐，边缘光滑。急性或活动性病灶边缘都较为模糊，慢性或较稳定，或已硬结的病灶，边缘多较光滑，外形也较整齐。

（5）病灶发展情况：动态观察病灶的变化可作为诊断的依据。如病灶经内

---

① 成晓芳. 胸部X线检查联合CT对早期肺部感染诊断的价值[J]. 影像研究与医学应用，2021，5（10）：103-104.

科治疗后逐渐缩小或完全消散，多为炎性和结核病变。相反，如逐渐增大，则多为肿瘤，特别是恶性肿瘤。

（6）病灶周围组织或结构的改变：结核病周围常有卫星病灶，而肿瘤常无。一侧肺透亮度减低或不透光，同时有胸膜收缩、肋间隙变窄、横膈上升、心和纵隔向病侧移位，以及对侧肺有代偿性肺气肿的表现，提示病侧肺有萎缩性改变，如肺不张。肺内看到块状阴影，同侧的膈肌上升（膈神经麻痹），肺门和纵隔有肿大淋巴结，几乎可以肯定为恶性肿瘤。

（7）病灶大小和范围：结核球的直径常不超过3 cm，而肿瘤很大，甚至可以占据一侧胸腔。

病变在定位定性后需结合临床、化验及其他资料进行分析。在读片分析过程中，应充分注意矛盾的普遍性及特殊性，必要时提出几个诊断意见，经进一步检查及讨论后再行诊断，能提高X线的诊断正确率。

第三节　胸部CT检查

计算机体层摄影（CT）用于临床后，扩大了影像学检查范围，目前已发展出了大容积多层螺旋扫描、每0.5秒旋转360°、实时图像重建技术，以及在轴、冠、矢状位上获得各向同性分辨率的图像，并从单纯形态学图像发展到功能性检查（CT仿真内镜）。并且，多层面CT技术的应用进一步提高了图像的质量，适合于三维立体重建。

一、胸部正常CT解剖

第一，在CT纵隔窗应着重观察以下平面：胸骨切迹层面、胸锁关节平面（主动脉弓上平面或头肱干平面）、主动脉弓平面、主-肺动脉窗平面、左肺动脉层面、右肺动脉层面、主动脉根部层面、心室层面、膈角后层面等。

第二，在纵隔窗层面还应注意观察以下特殊解剖结构：纵隔淋巴结、气管（形态、气管后隐窝、右气管旁带）、食管（奇静脉食管隐窝）、胸腺、奇静脉系统、胸导管、脊柱旁线及下肺韧带等。

第三，肺窗可清楚地显示支气管与肺门的解剖结构，薄层扫描可提高肺段、亚段支气管显示率。在肺窗应着重观察以下层面：双侧主支气管分叉平面、右上叶支气管平面、右中间支气管层面、右中叶支气管层面、右下叶支气管层面、右上叶支气管层面、左下叶支气管层面、亚段支气管层面。此外，应观察肺叶和肺段。在高分辨CT上还可观察到次级肺小叶的小叶间隔、小叶核心及小叶实质等解剖结构。

第四，脏胸膜紧紧包裹肺并向叶间延伸至主裂和水平裂。此外，有时还可观察到异叶裂与副叶裂等变异叶裂。

第五，在胸部CT上，组成胸壁的肌肉、骨骼、脂肪等结构更加明显，应仔细观察，避免错判。必要时进行增强CT检查以鉴别。

第六，横膈腹侧面有气体和脂肪时，CT上可观察到前膈肌、膈肌角、膈肌裂孔及弓状韧带。

二、胸部基本病变的CT表现

CT可通过组织对X线的吸收程度说明其密度高低，提示了病变的性质。实际工作中用CT值说明密度，单位为HU。不同组织的CT值不同：骨为+100~+1000 HU，软组织为+50 HU，液体为±10 HU，脂肪为–20~140 HU，空气为–300~–1000 HU。

（一）肺基本病变

肺实变、肺肿块、肺纤维化、肺空洞、肺空腔、空洞（腔）内含物、肺钙化、肺间质病变、肺气肿等。

（二）胸腔基本病变

胸腔积液、胸膜增厚并粘连钙化、胸膜结节或肿块、气胸和液气胸等。

（三）纵隔内病变

在CT图像上依据密度差异通常可见到四种不同密度病变：脂肪组织肿块、囊性肿块、实性肿块、血管性肿块。

三、CT对胸部疾病的诊断价值

（一）肺病变

（1）能清楚地显示隐蔽于肺尖、心后区、脊柱旁沟、奇静脉食管隐窝、后肋膈区、中间段支气管周围等部位的结节和肿块病灶，并能显示病灶全貌，对于较小病变（直径小于3 mm）的检查明显优于普通X线检查[①]。

（2）薄层CT与高分辨CT扫描对肺弥漫性小结节病变、支气管扩张及肺间质纤维化具有重要的诊断价值。多排螺旋计算机体层摄影（MDCT）可行肺的三维立体重建。

（二）纵隔疾病

（1）显示纵隔淋巴结及其他病灶，可准确显示病变解剖部位及与邻近结构的关系，做出定性诊断。另外，可早期发现纵隔淋巴结转移，有利于肿瘤分期。

（2）食管病变的诊断主要依靠钡餐检查，CT仅用于确定肿瘤向食管壁外生长的大小和范围，以及邻近结构受累情况。

（三）胸膜疾病

CT对胸膜病变敏感性、准确性较高，能明确胸腔积液、胸膜增厚、胸膜粘连，以及肿瘤性病变，还能显示胸壁及其与周围组织的受累关系。CT对确定膈肌、膈上和膈下病变有重要意义，多数病变可明确诊断。

（四）CT引导下穿刺活检

选择病灶最大层面作为穿刺层面，测出病灶中心与表面皮肤的距离及其与垂直面的交角，确定穿刺点与进针方向，进针后再行CT核实。取材后应再行扫描观察有无气胸和肺出血。

四、胸部CT诊断的局限性

第一，对较小病灶（直径小于5 mm）不能真实反映病变特征，容易漏诊和误诊。

第二，会使密度相差较大的相邻结构边缘失真或变形，对诊断有一定影响。

第三，对气管、支气管、食管等黏膜病变敏感性较低，对轻度支气管狭窄诊断的敏感性不及支气管造影。

---

① 张铁彪，刘建华，马长顺. 肺癌肿瘤标记物结合胸部CT检查肺结节的定性分析[J]. 医学信息，2022，35（10）：171-173.

第四，对纵隔型肺癌，特别是右上纵隔型肺癌往往易误诊为纵隔肿瘤，原因是右上纵隔较左侧血管多而脂肪少。

第五，对肺部肿块的定性诊断、良（恶）性的判断尚有一定难度，不能仅仅依靠CT，应结合临床及其他结果综合判断。

CT在很多方面取代了某些常规诊断方法，如一些部位的X线平片及断层。CT在发现病变及对病变进行定位与定性方面均优于传统X线检查。胸部X线检查由于受各种组织重叠的影响，对于较隐蔽的部位，如肺尖、心后区、纵隔、横膈及大血管附近的病变常不易发现。而在胸部X线检查已确诊的一些病变当中，CT可进一步明确病变的范围，从而确定手术方式。

目前的CT有低剂量CT、高分辨率CT、CT三维重建、CT仿真内镜、血管造影CT和正电子发射计算机体层显像仪（PET-CT），每种技术都有一定的适用范围。

第四节　胸部MRI检查

磁共振成像（MRI）技术在胸部的应用较前大为改进，在某些方面，特别是肺门和纵隔结构的检查，其价值已超过CT。

一、MRI的简要原理

目前，磁共振成像主要是指氢质子共振。在主磁场外垂直地施加一个与氢质子振动频率一致的射频脉冲，引起质子的共振并迁到高能态。停止射频脉冲后，将吸收的能量释放出来，产生磁共振信号，质子恢复到原来的平衡状态，这种过程叫弛豫，分为横向弛豫（T_2）和纵向弛豫（T_1）两种。

决定MRI图像的对比度是T_1、T_2弛豫时间。信号强度低呈黑色，信号强度高呈白色，T_2则与之相反。此外，血液的流速（快者为黑色，慢者为白色）及顺磁性物质（铁等）均影响磁共振信号。通过改变施加脉冲序列可以获得偏重于T_1、T_2及偏重于质子密度加权像的图像。

二、MRI在胸部疾病诊断中的应用

在MRI临床检查中，一般采用T_1加权像显示解剖最好，如纵隔内脂肪、血管、胸壁肌肉等解剖结构具有不同的信号，易于显示病变。T_2加权像在发现肺内较小病变、显示病灶的组织结构及鉴别肿瘤与液体等方面的效果较好。在MRI图像上，胸部形态特征与CT所见相同，但其信号特点必须掌握[1]。

（一）气管、支气管

在T_1、T_2加权像上，气体无信号，呈黑色。气管、支气管壁在T_1加权像上为中等信号，在T_2加权像上黏膜呈高信号，平滑肌及软骨环仍呈低信号。血管腔内也无信号，有时与支气管无法鉴别。

（二）肺实质

肺内的气体、构成肺纹理的血管和支气管均呈黑色，故不能在图像上显示。

（三）肺门

肺门中的血管与支气管均呈黑色低信号，淋巴结呈中等信号，极易区别，此外，还有高信号的脂肪组织，极易与肺门的解剖结构区别。

（四）纵隔

纵隔脂肪在T_1加权像上为高信号，在T_2加权像上略有降低，呈灰白色，而气管、支气管及大血管为黑色无信号组织，其他如淋巴结呈中等信号，提供了良好对比，对诊断纵隔疾病十分有利。

（五）胸壁、横膈

胸壁肌肉、软组织为中等偏低信号。肋骨皮质为黑色，髓腔部分因有脂肪而呈高信号。横膈主要为肌肉信号。

三、MRI对胸部疾病的诊断价值

（一）肺实质病变（合肺炎、肺结核）

肺实质病变在MRI的T_1像上是一个中等信号强度，在T_2像上时其信号强度略

---

[1] 汪洪根. 胸部 CT 联合 MRI 检查对纵隔型肺癌和原发性良性纵隔肿瘤鉴别诊断的临床价值 [J]. 河南外科学杂志，2022，28（01）：123-125.

有增高，与周围的低信号对比明显，但对于较小斑点、片状病灶的显示稍差。

（二）肺恶性病变

MRI能清楚显示紧靠纵隔、肺门的中央型肺癌，并可以通过脂肪间隙分辨癌肿是侵犯还是紧邻。癌性肺不张肿块信号高于肺不张信号。对残留癌肿、复发与放射治疗后纤维化的鉴别更优于CT。肺野内周围型肺癌在T_1像上呈肌肉信号，在T_2像上略比肌肉信号高。肺转移瘤在T_1像上略高于肌肉信号，若出现坏死、囊性变则强度降低，在T_2上强度增高。

（三）纵隔病变

MRI能清楚地分辨纵隔的实性或囊性肿瘤，如囊性肿块内含黏液、蛋白含量高或实性肿块内含脂肪时，则在T_1像上可呈短T_1高信号。此外，还可分辨淋巴瘤和放射性肺纤维化病，在T_2加权像上，较高信号强度为肿瘤残留或复发，低信号区往往是放射性肺纤维化病。在淋巴瘤的随访中，MRI优于CT。MRI对后纵隔神经源性肿瘤是否有椎管内侵犯的诊断有较大的帮助，可明确病变的范围。

（四）纵隔、肺门淋巴结肿大

凡淋巴结短径大于1.0 cm均可称为淋巴结肿大。在T_1像上淋巴结较肌肉信号略高，在T_2像上信号强度有所增强，程度与病因有关。一般炎症所致较肿瘤所致的信号强度增强更明显。

（五）胸膜疾病

MRI可显示各种类型的胸腔积液，在T_1加权像上为长T_1低信号，T_2上则显示高信号，同时根据信号的强弱可分辨漏出液、渗出液或出血。对于胸膜间皮瘤，T_1加权像上呈中等信号强度，T_2加权像上强度略增高。对于肿瘤是否侵犯心包、纵隔，MRI比CT更为敏感。

第五节　胸部正电子发射断层成像

正电子发射断层成像（PET）是利用进入人体并参加体内生物活动的示踪剂

发射出的射线进行成像而应用于医学临床。示踪剂为能发射正电子的核素。正电子属于反物质，射出后与自由电子结合湮灭，转换为一对光子，PET探测到光子而成像。癌细胞的DNA合成、蛋白质合成中，氨基酸利用和糖酵解明显多于正常细胞，因此肿瘤病灶会比周围正常组织摄取更多的示踪剂。PET将这种摄取率差异转变为图像差异，从而用于早期诊断恶性肿瘤。诊断肺癌的示踪剂主要为[^{18}F]-氟代脱氧葡萄糖（[^{18}F]-FDG）。[^{18}F]-FDG类似葡萄糖，可为肿瘤细胞所摄取，但摄取后滞留在肿瘤细胞内，不参与进一步的代谢。

PET显像有助于肺癌的定性诊断和分期诊断。PET显像测量肿瘤摄取示踪剂的浓度，即标准摄取值（SUV），SUV越高，恶性肿瘤的可能性越大。目前，将SUV标定为2.5，良性病变的SUV一般低于2.5，超过2.5多考虑恶性病变。将CT影像与PET影像融合，即所谓的PET-CT，它将解剖结构与代谢生理联合起来，有助于同时分析解剖和代谢显像，可准确地估计病变部位、大小和性质。

一、PET的临床应用

PET能够提示肺内可疑病变的性质，估计原发病变的生物活性，发现肺癌的胸内转移如纵隔淋巴结转移，发现胸外转移病变，评价治疗反应及判断有无复发。

（一）早期肺癌

PET显像适宜诊断肺内小结节。一般认为，PET诊断恶性病变的敏感性为92%，特异性为90%，其阴性预测值在95%以上，是比较优秀的定性诊断方法。但是，病灶越小，假阴性的概率越高。此外，细支气管肺泡癌对[^{18}F]-FDG的摄取率比其他类型的肺癌低得多，更容易出现假阴性，而表现为肺内孤立磨玻璃样病灶更多的是细支气管肺泡癌或腺癌，可以说，PET对此类病灶的诊断无能为力，甚至可能误诊。因此，当肺内小结节PET显像检查呈阴性时，要结合CT扫描进行综合判断分析，同时用影像学进行追踪随访。如果小结节增大或随访中PET显像转为阳性，就应考虑恶性。

（二）晚期肺癌

肺癌的PET显像还可用于估计预后。SUV高于7者较低于7者，生存率明显降低。PET发现肺癌骨转移的正确性约为96%，而常规核素骨显像假阳性率较高，诊断正确性约为66%。对于脑转移，PET显像的诊断率不如CT或MRI，因为正常脑组织与脑转移瘤对示踪剂的摄取率几乎一样。

（三）肺癌纵隔淋巴结转移

纵隔淋巴结的PET显像有助于肺癌分期，这对于临床医师选择采取何种治疗方法提供了较大的帮助。一般而言，临床上将直径超过1 cm的纵隔淋巴结多考虑为肿瘤纵隔淋巴转移，但若纵隔淋巴结较小，要正确判断有无癌肿转移，无论CT或PET均较困难。如果纵隔淋巴结PET检查阴性，可直接进行剖胸探查，无须做纵隔镜检查。如果纵隔淋巴结PET检查阳性，应进一步经纵隔镜活检淋巴结，获取淋巴结的病理诊断。PET对纵隔淋巴结的判断优于CT，但仍存在假阳性或假阴性，其敏感性或特异性不如纵隔镜活检，因此，目前PET还不能取代CT和纵隔镜检查。

（四）良性病变

一些良性病变，如急性炎症、活动性肺结核等也可出现[^{18}F]-FDG高摄取。炎症病灶对[^{18}F]-FDG的浓聚程度与炎症的活跃程度有关，急性炎症的活跃程度高于慢性炎症。活动性肺结核常表现为高摄取，隐球菌及炎性假瘤病灶含有代谢旺盛的活性细胞时，或平滑肌瘤细胞增生活跃，均可能出现[^{18}F]-FDG高摄取，这些与恶性肿瘤的鉴别有一定困难，应引起临床医生注意。

二、PET-CT

1999 年，PET-CT 首次被报道，至今已在全世界广泛开展。PET-CT 有助于病变的精确定位，可以帮助医师更好地解释、评估 PET 图像，区分是生理性摄取还是肿瘤引起的摄取，可避免 [^{18}F]-FDG 阴性摄取的肿瘤漏检。它作为一种新的诊断手段，正在接受实践的检验。PET-CT 的敏感性、特异性优于单独的 PET 和 CT，也优于 PET 和 CT 分别采集、共同阅片。PET 比 CT 更敏感，CT 增加了 PET 特异性。CT 造影剂可以显示血管结构，尤其是与肿物的关系，PET 可以确定淋巴结的性质，在诊断肺癌、结直肠癌、淋巴瘤、胸膜间皮瘤、黑色素瘤的应用经验较多。

第二章　胸外科术前准备

在进行任何手术之前都需要进行相应的术前评估和准备工作，以期将手术的风险降到最低，胸外科手术也不例外，以下分别针对术前评估和术前准备工作进行详细阐述。

第一节　术前评估

一、病史采集

胸外科手术涉及诸如循环系统、呼吸系统和消化系统等诸多方面，详细地了解患者的现病史和既往史是每个胸外科医生必须重视的环节。

病史采集包含专科病史和既往病史。对于肺部疾患患者，专科病史应该了解患者的起病时间，有无发热、咳嗽、咳痰（痰液的颜色、性状、气味、痰量、与体位的关系、静置是否分层等）、血痰，有无咯血（咯血量与体位的关系等），有无胸痛（钝痛还是刺痛、有无固定点、是否吸气痛等），有无乏力、盗汗、低热，有无异物吸入史，等等。对于食管疾病患者应该了解患者的起病时间，目前饮食状况（普食、半流或流质等），进食梗阻是否持续性加重抑或受情绪波动影响，有无胸背疼痛，有无声音嘶哑、呛咳脓痰，有无呕血黑便，有无胸闷气急，有无反复发作哮喘、肺炎，等等。对于纵隔疾病应该了解患者的起病时间，有无咳嗽、咳痰、血痰，有无胸痛、心悸、呼吸困难，有无头面部逐渐肿胀病程，有无肢体疼痛和运动障碍，有无异常血压增高史，有无严重乏力、睁眼无力伴复视和吞咽困难，有无急躁怕热、心动过速，等等。对于一些特殊外伤病例应该了解患者的起病时间（精确到小时），是否进食，受伤当时状况和环境，是否施救及方式，有无休克表现、严重感染表现，等等。

既往史应该按系统回顾详细询问。要了解患者既往是否存在COPD，是否存在心脏疾患，是否存在凝血异常，了解患者是否有内分泌疾患如糖尿病、甲状腺功能亢进、肾上腺皮质功能紊乱等，以此判断患者的手术耐受能力及决定术前术后特殊处理。对于既往手术史，特别要了解食管疾病患者的腹部手术史和手术方式，这对于手术方式选择很重要。对于拟行胸腔镜手术的患者特别要了解其术侧胸腔是否有外伤手术史，用以判断胸腔粘连程度、腔镜手术的可操作性等。

二、全面的体格检查

体格检查首先要从全面的角度大体观察患者的精神状态、营养状况、体力状况，借此初步判定患者对手术的耐受程度，应按照系统检查逐一进行，不可遗漏。

专科检查主要是触摸患者双侧锁骨上区和颈部淋巴结是否肿大、固定。观察患者气管位置是否居中，双侧胸廓活动度是否对称，肋间隙是否增宽或变窄，触觉语颤是否正常，了解叩诊情况及两肺听诊呼吸音是否存在干湿啰音、哮鸣音（吸气相及呼气相）或呼吸音异常减低、杂音等。对于胸腺肿瘤患者要详细检查患者眼睑是否下垂，必要时进行"动眼疲劳试验"。对于年轻男性患者怀疑纵隔生殖源性肿瘤的，应该扪诊患者睾丸。

三、物理和生化检测

胸外科手术创伤大、风险高，在手术前必须对患者进行全面的理化检查以排除隐匿性疾病。

生化检查应包括血、尿、粪三大常规，以及肝肾功能、血糖、血气分析和电解质、凝血功能、肝炎全套、梅毒和艾滋病血清检测、血清肿瘤标志物等。纵隔肿瘤需检测血乳酸脱氧酶、甲胎蛋白和 β -HCG。对于纵隔肿瘤伴有药物难以控制严重高血压者，应检查尿液儿茶酚胺含量，以排除是否患有嗜铬细胞瘤。

物理检查包括一周内的胸部X线片、胸部增强CT、心电图、肺功能检测及心脏彩超（年龄大于60岁者），对于肺癌患者检查还应该包括腹部B超，头颅MRI和全身骨扫描显像等。如果肺部肿瘤侵犯胸顶部大血管和臂丛神经，应进行局部MRI扫描，必要时行血管造影。纤维支气管镜检查往往是必需的，有时需要进行经支气管镜腔内超声（EBUS）检查来了解纵隔淋巴结转移状况。对于食管癌患者检查还应包括胃镜检查和病理活检、上消化道钡餐造影、颈部淋巴结B超、腹部增强CT等。如果怀疑是食管良性肿瘤，还需要进行食管超声内镜检查，但不宜进行活检。食管贲门功能性疾病需要做食管压力测定、24小时食管pH值监测和食管闪烁照相检查等。后纵隔肿瘤累及椎孔或侵犯臂丛神经者需行局部MRI检查。上腔静脉综合征患者可行上腔静脉造影检查，以了解肿瘤侵犯范围和侧支循环建立情况。怀疑有冠心病患者需行平板运动试验、冠状动脉CT或冠状动脉造影等检查。心律失常患者需行心脏电生理检测，以判断是否需要消融治疗或安置起搏器。

四、系统评估

在所有的询问和检查结束后，应该结合患者的理化检查指标、患者的教育程度、患者的生活背景和患者的体能状态来判断手术对于患者的真正有益之处。系统评估需要回答三个问题："是否需要手术？""能否承受手术？""手术价值何在？"

第二节　术前准备

胸心外科疾病的手术对患者心、肺等主要脏器功能影响大，但绝大多数是择期手术，术前有充分的准备时间，完善的术前准备是手术成功的重要保证。

一、全面检查，明确诊断

（一）实验室检查

（1）血、尿和大便常规，检测凝血时间、血型、血小板计数。
（2）肝、肾功能检查，电解质测定。
（3）体外循环者测血细胞比容、凝血酶原时间及活动度，做血气分析。
（4）风湿性心脏病患者测红细胞沉降率，进行抗链球菌溶血素O试验。
（5）慢性感染患者行分泌物或体液培养及药敏试验。

（二）特殊检查

（1）胸部X线照片和心电图检查为所有患者都应检查的项目。
（2）超声心动图为心血管疾病患者常规检查项目。

（3）CT、MRI、纤维支气管镜检查：对于有疑难的肺及纵隔疾病，可选择CT和MRI扫描。纤维支气管镜对肺部占位性病变诊断有很大帮助。

（4）食道钡餐、胃镜、腹部B超检查：食道及贲门疾病常规行食管钡餐检查，必要时加行胃镜检查。B超检查对贲门癌腹腔转移有诊断价值。

（5）肺功能测定：对于肺功能差、老年患者及全肺切除患者，术前应行肺功能测定。

（6）造影检查：复杂心脏畸形可行心血管造影，冠状动脉病变可行冠状动脉造影或数字减影血管造影检查。

二、营养和水、电解质平衡的准备

进食困难或慢性消耗性疾病及急性感染期患者，术前要充分改善营养，纠正贫血及水、电解质紊乱，应多次、少量输入全血、血浆、白蛋白等。进食困难者可行静脉补充液体和热量，还可以行胃或空肠造瘘。同时补充维生素及微量元素。

三、呼吸系统准备

胸外科疾病或手术对呼吸系统都有不同程度的影响，故术前应充分做好呼吸系统准备。术前禁烟两周。对于无明显呼吸系统感染者，一般可于手术前一天应用青霉素预防感染；对于有感染者，应根据痰或脓的细菌培养及药敏试验进行抗炎治疗，待感染控制后进行手术。对于有呼吸道慢性炎症及分泌物多者，可行术前雾化吸入，一般用庆大霉素、糜蛋白酶、地塞米松雾化吸入，并给予祛痰剂排痰。对于支气管痉挛患者可给予氨茶碱、舒喘灵，严重者可合用激素。对于肺脓肿及支气管扩张症等痰多患者，应行体位排痰。结核患者术前应给予正规抗结核治疗。

四、循环系统准备

（1）合并循环系统疾病的普通胸部外科患者，术前应针对病因进行治疗，选择适当的药物控制病情，使患者渡过手术关。轻、中度高血压患者可不用降压药，严重高血压患者可选用硝苯吡啶、卡托普利等药物控制血压，但不要求降至正常，因为高血压患者需要较高的灌注压才能维持心、脑、肾等器官供血。冠心病患者术前可应用极化液、冠状动脉扩张剂及心肌营养药。急性心肌梗死患者6个月内最好不行择期手术，6个月以上可在严密监测下行手术。心律严重失常者，应在心律失常得到控制后再手术。

（2）改善心功能治疗。心血管疾病患者，大多数合并心功能不全。心功能差的手术患者，手术危险性及术后并发症发生概率增大，术前应充分纠正。改善心功能的治疗原则为休息、限盐、强心、利尿、扩血管等。

①心功能差的患者，应严格卧床休息，间断吸氧，以减轻心脏做功。

②限制水、钠摄入，低盐饮食，注意输液量及水摄入量。同时使用利尿剂，减轻心脏负荷。利尿剂一般将排钾类（氢氯噻嗪）和保钾类（氨苯蝶啶、螺内酯）合用，必要时使用呋塞米。在使用利尿剂期间，注意电解质平衡及尿量、血容量的变化。

③强心剂首选洋地黄类药物，如地高辛，给予方法为维持量法，一般每日0.25 mg，经1周左右，血地高辛浓度可达到治疗浓度水平。用药期间监测心率，并防止低钾血症。不宜用洋地黄制剂的患者可选用多巴胺、多巴酚丁胺或米力农等。

④应根据心脏病变基础、血流动力等病理生理学及血管扩张剂的药理，选择适当的血管扩张剂。扩张动脉的有肼屈嗪、酚妥拉明；扩张静脉的有硝酸甘油、硝酸异山梨酯。硝普钠兼有两种血管效应，卡托普利可抑制血管紧张素合成。以肺淤血或肺水肿为主要表现者选用扩张静脉为主药物；以周围阻力增高、心排血量降低为主要表现者选用扩张小动脉为主药物；兼有肺淤血和低排血量者，则选用扩张小动脉和小静脉药物。

（3）除以上准备外，还应有其他准备，具体如下。

①有风湿活动的患者，原则上应在控制风湿活动后3至6个月手术。治疗风湿措施有：应用长效青霉素、水杨酸制剂，必要时给予肾上腺皮质激素。如有风湿活动、心衰不易控制者，可积极抗风湿12周后限期手术。

②对于风湿性心脏病，术前可用静脉滴注极化液1周以营养心肌。发绀及肺动脉高压患者术前间断吸氧1周。对于重症肺动脉高压患者，术前应防止和控制肺部感染，间断吸氧并雾化吸入，应用支气管扩张药物，改善肺通气功能，应用肺血管扩张药物以降低肺动脉压力，目前倾向于使用前列腺素E，可按每分钟100～200 rug/kg静脉滴注，每天持续用药4～5小时，连续用药4～7天。

五、特殊疾病的准备

（一）糖尿病

糖尿病患者术前应控制血糖，纠正水、电解质紊乱及酸中毒，使血糖处于轻度升高状态[5.55 ~ 13.88 mmol/L（100 ~ 250 mg/dl）]，尿糖+ ~ ++，这样可避免胰岛素使用不当而致的低血糖及糖尿病酮症酸中毒。在外科治疗过程中，使用胰岛素应控制血糖在中度升高状态。

（二）重症肌无力

重症肌无力患者术前恰当地使用抗胆碱酯酶类及肾上腺皮质激素药物，有助于减少和控制术后重症肌无力危象及胆碱能危象的发生。常用的抗胆碱酯酶药物为吡啶斯的明（每日180 ~ 700 mg），激素类药物多用泼尼松，每日或隔日25 ~ 100 mg，但术前均应将上述药物减到最小维持量。同时术前可做新斯的明试验，除明确诊断外，亦可以为术后抢救重症肌无力危象做准备。

（三）放射治疗、化学治疗后患者

放射治疗后3至6周手术较适宜，此时肿瘤及周围转移淋巴结明显缩小，组织水肿减退，手术分离困难小，出血少。放射治疗远期，瘢痕会使手术变困难，但亦可手术。肺癌放射治疗后手术，会使支气管胸膜瘘发生率增高。化学治疗后患者待药物反应，尤其是骨髓抑制的副作用消失后可手术，大约在1周后。术前应多次、少量输鲜血、血细胞、血小板等。

六、术前常规准备

手术前1天，根据手术部位和方式，备好足量血液，开好手术医嘱，送手术通知单到手术室。常规术野备皮，做好青霉素、普鲁卡因等药敏皮试。术前晚给予安眠药，用1%肥皂水低压灌肠。术前12小时禁食。

术前做好患者思想工作，使其树立信心，密切配合。术前锻炼呼吸功能，练习床上大小便及术后咳嗽。与家属交代手术必要性和危险性。

第三章　胸外科常用手术

胸外科的手术非常丰富，本章主要从气管和支气管、肺部、胸壁、食管和贲门、纵隔、胸膜等比较常见的方面展开详细介绍。

第一节　气管、支气管手术

一、气管、支气管手术的应用解剖

（一）气管、支气管的局部解剖

气管随颈部伸屈可在纵轴上下活动3～5 cm，低头时环状软骨可进入胸骨切迹，仰头时气管隆嵴部可达胸骨柄上方平面。

甲状腺峡部位于第二气管软骨前面。

头肱干近段位于气管下段前面，故气管切开部位勿低于第五气管环，以免气管套管压迫头肱干导致气管无名动脉瘘的发生。

主动脉弓位于气管左前方并跨越左肺动脉及左主支气管。

环状软骨水平线为底边，两侧胸锁乳突肌前缘为两腰，构成底朝上、尖朝向胸骨切迹的倒三角，即气管三角，为气管切开之区域。

（二）气管、支气管的形态学解剖

气管上口约与第六颈椎下缘水平，气管分叉位于第四至第五胸椎平面，与第五胸椎上缘水平。成年男性气管长度为10～12 cm，以胸骨柄为界，胸外段为2～4 cm，胸内段为6～9 cm，门齿距离气管隆嵴26～28 cm。

上段气管血供来自甲状腺下动脉，下段气管血供来自支气管动脉，在环膜交界部走行，故气管切开切勿偏离气管中线，以免损伤支气管动脉。另外，支气

管动脉均为动脉分支的末端性小血管，故气管吻合时断端游离勿超过1 cm，以免缺血。

气管与颊咽筋膜之间为气管前间隙，与纵隔间隙相通，纵隔积气、积液、积脓可互相交通，故气管切开时只在气管切开处分离，以免发生纵隔气肿。

气管由16～20个透明软骨环构成，成人横径为2.0～2.5 cm，前后径为1.5～2.0 cm，故应根据年龄、性别、体重选用不同的气管套管，成人选用5～7号，小儿选用4号以下，切勿强行插入，以免撕裂气管外膜部。

低龄儿童及瘦弱体型者胸膜顶常常高于锁骨，进行气管周围操作如气管切开亦可损伤胸膜，导致气胸发生，临床上应予以注意。

胸内段气管受呼吸影响，形态变化大，用力呼气后膜部向前膨隆，管腔呈新月状或马蹄状。

如病变切除过大，可行人工气管置换术，人工气管因管径不同可分为不同型号，因形状不同可分为人工直管与人工分叉管。

（三）气管形态学病理解剖

气管变异极为少见，气管支气管变异发生率约为1%，常在气管分叉2 cm上方右侧壁发出，供应右上肺叶尖内段，属多余支气管，可出现反复感染或支气管扩张。

刀鞘样气管（冠状径/矢状径小于等于1/2）见于慢性阻塞性肺疾病。气管后壁出现憩室为后膜部肌肉薄弱所致。

（四）气管支气管分级

支气管呈两分支状逐渐分支走行，自气管至肺泡有近23级分支，7～9级支气管的管壁厚度小于0.3 mm，管腔直径为1.5～2.0 mm，即使高分辨率CT（HRCT）也不能显示。一般胸膜下2 cm以内的支气管CT不能显示，因支气管壁厚度与管腔直径之比相对恒定为1：（6～10），如肺叶支气管及肺段支气管厚/径为1.5 mm/（5～8）mm；亚段及细支气管厚/径为（0.2～0.3 mm/1.5～3.0）mm，故采用2.5 mm层厚连续CT扫描，95%的亚段支气管可显示。支气管的显示依赖于管壁厚度，由于小支气管壁厚度接近像素大小，故CT准确测量厚度很困难。

（五）肺动脉分级

右肺动脉位于右肺中叶支气管与右肺下叶支气管外侧，平均直径为13 mm，如大于15 mm，则提示肺动脉高压。肺动脉分支近17级，HRCT可观察直径约300 μm肺动脉，但只能在肺窗显像，为软组织密度。增强CT不能显示，常通过辨认相邻支气管来判断相应动脉分支。一般上叶肺动脉位于肺段支气管内侧，肺静脉位于肺段支气管外侧，下叶则相反。

二、气管开窗肿瘤摘除术

（一）适应证

预计环形切除后不能行端端吻合的气管恶性肿瘤。此外，基部较小的腺瘤、纤维瘤、软骨瘤等良性肿瘤，均可行气管开窗肿瘤摘除术。

（二）手术流程

全身麻醉，气管插管成功后，根据肿瘤部位可行颈部切口及右胸第四肋间后外侧切口入胸，探查病变处并纵行切开气管壁，切除肿瘤及其基底部的气管壁，缝合气管窗口，也可用周围的组织瓣替代并缝合固定于窗口。彻底止血，关闭切口。

（三）手术关键点

（1）通常，气管开窗肿瘤摘除术的气管壁切除小于周径的1/4，直接缝合切缘即可，不会造成吻合口狭窄。如侧壁切除小于1/4周径、纵切横缝，则保留气管横截面大于50%，不会影响排痰，更不会影响通气。

（2）纵向切开肿瘤相应部位气管，探查并切除肿瘤后，电刀烧灼基底部的残余肿瘤组织，注意勿过度烧灼导致气管壁穿孔及气管内出血。

（3）如遇到气管内出血，可于气管外侧壁缝合止血，再缝合气管切口。

（4）如肿瘤较大或范围较广泛，不能完全切除肿瘤，可行开窗切除大部分肿瘤的姑息手术，也可行纤维支气管镜或硬质支气管镜切除大部分肿瘤，消除梗阻，术后辅以放射治疗或支架植入治疗。

三、气管侧壁切除的修补手术

（一）适应证

适用于病变局限于气管的左侧壁或右侧壁、累及范围小于1/2周径的肿瘤。

（二）手术流程

全身麻醉气管插管成功后，根据肿瘤部位，可经颈部、右或左后外侧第四肋间切口入胸，根据病变位置、大小等具体情况切除肿瘤，修补气管创口。彻底止血，关闭切口。

（三）手术关键点

（1）范围小者可楔形切除后直接缝合气管缺损。

（2）范围大者可用附带骨膜的带蒂肌瓣修补，骨膜朝向气管腔内缝合。也可用同侧胸大肌肌皮瓣或颈阔肌皮瓣修补上段及下段气管缺损。

（3）对于靠近气管支气管角外侧壁的肿瘤，如缺损不大可用肌皮瓣修补。如病变较大需要行全肺切除术，可行钝角等腰楔形切除病变部位，剩余主支气管内侧壁向上翻转代替气管外侧壁缺损进行修补，即两腰对合缝闭。

（4）如需要行气管隆嵴再造，应在距返折最低点大于1 cm处，将对侧支气管内侧壁软骨环开窗，注意窗口宜略大于患侧支气管断端开口口径，将患侧主支气管断端缝合于对侧支气管内侧壁软骨环开窗处。

四、气管隆嵴切除重建术

（一）概述

适用于侵犯主支气管根部或气管隆嵴但无纵隔淋巴结转移的肿瘤。术前行放射治疗者禁忌气管隆嵴切除重建术。

一般可切除的气管肿瘤在4～5 cm，气管隆嵴部肿瘤在3～4 cm，再加上肿瘤上下端各0.5 cm（总计正常组织1 cm），是切除病变气管的总长度。

（二）手术流程

全身麻醉，气管插管成功后，根据病变位置，取右或左后外侧第四肋间切口、蛤壳式切口或正中全胸骨切口入胸，游离气管、气管隆嵴、左右支气管，距离肿瘤5 mm切断气管、左右支气管，重建气管隆嵴。彻底止血，关闭切口。

（三）手术关键点

1. 气管手术的麻醉

如麻醉或手术过程中气管及气管隆嵴肿瘤脱落，可手动加大通气压力使肿瘤进入一侧主支气管，保证另一侧肺通气，如此可加快麻醉或手术进程，随即快速切开气管隆嵴部气道，用吸引器头或钳夹取出脱落的肿瘤，恢复正常通气。

2. 切口选择及气管支气管显露

（1）可选择左或右第四肋间后外侧切口操作，但以右侧操作较为方便。支气管残端在预切缘0.6 cm为宜，气管距肿物1 cm以内切断。可在切除病变组织后，先行气管-对侧主支气管端端吻合，在该吻合口的下端或上端至少1 cm处的软骨环部开窗，以免两吻合口距离太近引起其间的组织缺血。开窗直径应略大于患侧拟做吻合的支气管直径，将患侧支气管与开窗吻合。

（2）对于局限于气管隆嵴病变，可选择蛤壳式切口或正中全胸骨切开行气管隆嵴重建。横断胸骨切口可先经前第四肋间切开一侧胸腔探查，再横断胸骨向对侧切开，经对侧第四肋间入胸进行手术操作。

（3）正中全胸骨切开暴露前纵隔，于上腔静脉与主动脉之间纵行切开前心包及两者之间的后心包，在气管隆嵴四边形区域（左-主动脉，右-上腔静脉，上-无名动脉及左无名静脉，下-右肺动脉）暴露气管下段及气管隆嵴，并在此区域进行手术操作。

3. 减少吻合口张力

（1）暴露气管隆嵴后，钝性游离气管、左右支气管前表面的环部，半周游离即可提高其活动度。

（2）如考虑吻合张力较大，可在全身麻醉后经左侧腔镜切断肺韧带，加左侧肺门周边U形心包内肺门松解，再同期经右胸操作行气管隆嵴切除。

（3）如气管切除范围大，导致吻合张力过大，可行心包切开减张，行左、右两侧心包内肺门松解术以减少吻合口张力。上肺静脉前面及下肺静脉下缘行U形心包切开8~10 cm，可使远侧支气管上提1.5~2.0 cm。

4. 术中改变术式

（1）如气管-对侧支气管吻合口张力太大或手术操作不便，可在切除标本后，暂时旷置并封闭对侧中间支气管或肺叶支气管，先行本侧支气管-气管吻合，吻合完成后再翻身，同法开窗并完成支气管-支气管（或气管）端侧吻合。

（2）如术中发现中间支气管-左主支气管、左肺下叶支气管-右主支气管端侧吻合张力过大，则需改变术式，可行右余肺切除或左余肺切除，即改行左或右气管隆嵴全肺切除术，也可暂停该侧手术，患侧翻身，以胸腔镜微创行对侧心包内肺门松解术，而后再翻身，继续行术侧操作，切勿勉强。

（3）如行对侧肺门心包内松解手术仍然不能减少吻合张力时，宁可牺牲一侧全肺切除，也不要冒险勉强吻合，以免术后出现吻合口瘘、纵隔感染等危及生命的严重并发症。

5. 修剪吻合断面

（1）气管：两主支气管断面与各自纵轴呈自然角度。气管断端修削成左右侧面短、前后面略长的弧形或短舌形，可增加气管断端有效缝合，即气管舌形断端可增加吻合缘长度。但不要太过，以免气管切端处软骨骨片撕裂。

（2）支气管：行气管-支气管端端吻合不必刻意将支气管修剪成斜面，以免此端口处软骨片撕脱。

（3）开窗：如行主支气管-主支气管端侧吻合，因支气管壁软骨部舒张性小，故宜切开软骨部支气管行开窗吻合，该窗口的后缘近环膜交界处，切勿超过环膜交界达膜部。该窗口长径略大于对侧支气管断面的上下径，但勿超过该部断面长径的1/2，窗口的前后径应略小于对侧支气管断面的前后径，使两环周长相当，如此吻合完成后，新开口会因软骨环弹性使开口增大，通常不会出现吻合部位的支气管狭窄。

6. 气管支气管吻合

（1）左右主支气管内侧壁重建气管隆嵴的缝合长度：左右主支气管内侧壁缝合在一起以形成代气管隆嵴，作为独立结构与气管下段进行端端吻合。重建气管隆嵴与气管端端吻合的基本原则是气管断端的有效直径宜最大限度地接近两侧支气管断端有效吻合直径之和，如此能最大限度地减少吻合口张力。左右支气管内侧缝合重建气管隆嵴的缝合距离=（左支气管直径+右支气管直径-气管直径）×3。

（2）重建气管隆嵴的前后端处理：在重建气管隆嵴前后端与气管吻合时宜外翻缝合，但需注意的是，该处缝合在气管侧针距应是在其他部位缝合针距的1/2或在三角形处缝合，以减少"猫耳"形成的概率，减少该处吻合口瘘的发生率。

（3）重建气管隆嵴的两外侧壁处理：气管两侧及两支气管的外侧壁承受最大的拉力，在吻合口两侧的左右外侧壁各缝置1针减张缝线，可有效缓解三者交会处的各方向的张力，也可减少此处因张力大引起的吻合口瘘的发生。

（4）缝线选择：吻合一般用4-0号prolene缝线；交界处褥式缝合用3-0号prolene缝线；修补因缝线切割导致的漏气，可采用褥式缝合加针修补，更确切的方法是带垫片褥式加针修补。

（5）缝合方法：①均匀分配每针端端吻合缝线的张力，避免因张力过大导致代气管隆嵴前后端交界处发生吻合口瘘，避免远期张力过大导致代气管隆嵴前后交界处形成瘢痕而影响代气管隆嵴处的射流作用，同时最大限度地保留气管及支气管的长度。如此修削成的前后短舌瓣并无血运担忧，可以抵消气管平削面吻合后张力过大导致血运欠佳的弊端。②先收紧环部缝线，再收紧膜部缝线，以免膜部撕脱。另外，膜部缝线收紧时宜缓慢均匀用力，切勿陡然收紧膜部缝线。

7. 吻合过程中的止血和漏气试验

在吻合之前应对纵隔的术野彻底止血，否则吻合完成后无法判断何处出血，止血更困难。一个吻合口完成后，立即行漏气试验，第二个吻合口完成后再进行漏气试验，否则难以辨认是哪一个吻合口出现问题。

8. 术后护理

所有气管及气管隆嵴手术术后2周均一直保持颈屈位，尤其是手术后搬动患者时应该有专人看护。下颌及胸前缝线勿缝于皮肤松弛处，应深缝达肌肉或肌筋膜，该部组织相对固定，与老年患者胸腔引流管固定缝线原理相同，以免脱管[①]。

五、颈段及主动脉弓上气管病变切除端端吻合术

（一）术前检查

术前一定要行纤维支气管镜检查及CT检查，并准确记录病变部位（距门齿、声门、气管隆嵴的距离及位于气管的左右、前后壁等）。详细阅读CT片，以便手术中准确定位，必要时在病变附近行纵切开气管，直接查看。

（二）术前准确评估

术前准确评估拟切断气管的长度，根据术前CT检查、纤维支气管镜及术中检查所见肿瘤大小的数据，再加上1 cm，则为气管切除长度。

（三）手术流程

全身麻醉，气管插管成功后，根据病变位置，取颈部横切口、颈胸部Y形切口、右后外侧第四肋间切口、蛤壳式切口或正中全胸骨切口入胸，游离气管、气管隆嵴、左右支气管少许，距离肿瘤5 mm上下切断气管，两断端行端端吻合。彻底止血，关闭切口。

（四）手术关键点

1. 切口选择

（1）如手术经验丰富者，气管环形切除范围不超过气管全长1/2是可以接受的，故颈段气管及纵隔内气管近段1/2部病变允许切除气管5 cm。均可采用颈部胸骨切迹上两横指、弧形领状切口，两侧超过胸锁乳突肌外缘。

（2）如需要可行T字切口，加用胸骨正中切口，根据手术暴露需要，仅劈开胸骨上半部或全部，尤其是主动脉弓上方的气管手术。

---

①单晓丹. 气管支气管及肺血管成形术的围手术期护理研究[J]. 中国医药指南，2015，13（33）：203-204.

2. 游离切断气管

（1）如切除颈部气管良性狭窄时，宜保留部分气管膜部瘢痕，不宜强行剥离，以免造成食管损伤，同时保留膜部瘢痕组织也是对食管的一种保护，端端吻合完毕后用甲状腺覆盖并固定吻合口表面，以促进愈合。

（2）气管切缘外周解剖应在1 cm以内，以免破坏血供，游离气管及气管隆嵴前壁以增加气管活动性，以利于减少吻合的张力，游离气管两侧及后壁时务必紧贴气管壁，也不要使用电刀，以免损伤喉返神经。病变远端0.5 cm处为下切缘，先在切缘下左右两侧缝置牵引线，切断气管后，远端插入小口径气管插管以维持通气。病变近端0.5 cm处为上切缘，同法在切缘上方左右两侧缝合牵引线，切断病变气管，取出标本，术中冰冻病理组织以保证切缘无癌。

（3）横断气管时务必先下后上，保留端膜部宜稍长，以保证吻合的密闭，但不主张用来调整针距。

3. 气管端端吻合

（1）气管两端用双头针和3-0号或4-0号可吸收线或prolene线连续缝合即可，先从软骨环处开始缝合3~4针，经过膜部缝至对侧软骨环处收线使对合平整，其间剩余1/3周时拔出临时插管，经口插管送入吻合口远端，完成缝合全周，在气管的前外侧打结。

（2）将两侧牵引线对应打结，或拆除牵引线后重新于吻合口两侧1 cm左右缝合固定两针并保持稍有张力，以减小吻合口张力，也可减少吻合口瘢痕形成及狭窄机会。

（3）不建议外翻间断缝合，因其并不能减少吻合口瘢痕形成的概率，相反，每个线结张力不匀、缝线纷杂易导致感染及形成瘢痕和狭窄。

（4）行胸内气管端端吻合，宜紧贴气管，游离头肱干，使头肱干周围有更多的软组织隔离。气管吻合完毕后，在吻合口周围用肌瓣隔离，以免发生气管无名动脉瘘。

4. 吻合口处理

经口气管插管退回吻合口近端，鼓肺试水，无漏气后逐层缝合。一般吻合口少许漏气，不主张加针缝合，可用带蒂的带状肌瓣环绕包埋，或用周围带蒂组织如胸腺部位、脂肪组织等填塞或包埋吻合口周边，不一定绕吻合口全周，固定于关键处即可。也有用大网膜经胸骨后充填于吻合口周边的关键处的报道。

5. 舌骨上喉松解术

有的学者主张若切除气管大于4 cm，则宜行舌骨上喉松解术，游离时从气管前面无血管区向上至气管隆嵴全程。

舌骨上喉松解术需另在舌骨水平切口，切断舌骨上缘中份2/3的肌肉。

6. 并发症

（1）气管无名动脉瘘。气管无名动脉瘘为最难处理的手术急症，必须立即插入带气囊的气管插管，紧急送入手术室，正中切开胸骨，行头肱干修补，再处理气管，死亡率很高。

（2）气管手术后螺纹管现象。颏胸位固定缝线10～14天，3个月内不可进行抬头动作，如术后突然出现呼吸困难等乏氧表现，可能出现气管手术后螺纹管现象，唯一解决办法是立即气管插管接呼吸机正压通气。气管术后螺纹管现象可能由于气管切除长度较长、气管受拉力过大，所剩气管长度的中点处、气管前后扁窄或前后贴近，突发窒息，一般发生于拔除气管插管后几小时至几天，甚至几个月，如预计术后很有可能发生此并发症，可预防性行气管切开，切口距离吻合口1 cm以上较为安全，在一定程度上可预防此并发症的发生。

第二节　肺部手术（楔形切除、肺段切除、肺叶切除）

一、肺楔形切除术及局部肺切除术

由于单肺通气技术的改进，以及各种缝合器的研制，肺楔形切除术（wedge resection of lung）有代替肺段切除术的趋势。肺楔形切除术方法简便，不需要解剖血管和支气管。局部肺切除术（local resection of lung）主要用于肺良性肿瘤或转移瘤的治疗。

（一）肺楔形切除术

（1）检查确定病变部位后，在病变的两侧1~2 cm处，从周边向肺中心方向倾斜，钳夹上两把长血管钳，两钳尖部相遇，切除两钳之间的楔形肺组织，在两血管钳的近侧贯穿全层肺组织进行褥式缝合。

（2）可采用缝合器行U字形或V字形切除。U字形切除可保证病变的近侧缘被彻底切除，新型的缝合器缝合与切割同时完成，效果极好。

（二）局部肺切除术

钳夹牵引病变肺组织，以其为中心点，剪断周围肺组织，切除病灶，出血点钳夹止血并缝扎，可用电刀或激光切法，肺断面一般不明显出血及漏气，必要时缝扎更为可靠。

二、肺段切除术

肺段切除术（segmental resection of lung）适用于良性病变局限于一个区域的肺段，其优点是最大限度保留了健康肺组织，肺功能损失少，手术创伤小，缺点是操作复杂，技术要求高，术后并发症多，效果不如肺叶切除术，因此经验不足的胸外科医师应慎重选择。目前临床常用的是下叶上段切除术和上叶舌段切除术。

（一）下叶上段切除术

下叶上段切除术左右类似，仅以右肺下叶上段为例。

（1）在斜裂和水平裂交界处剪开叶间胸膜及肺动脉鞘膜，解剖出右肺下叶上段动脉，结扎，切断（图3-1）。

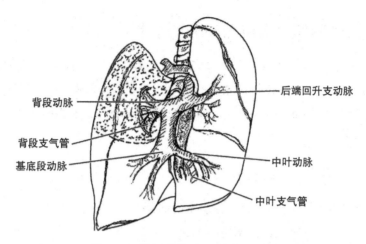

背段动脉

背段支气管

基底段动脉

后端回升支动脉

中叶动脉

中叶支气管

图3-1　解剖出右肺下叶上段动脉

（2）将右肺下叶拉向前方，剪开右肺下叶肺门后面的纵隔胸膜，显露右下肺静脉，其最上一支为上段静脉，将其结扎切断。

（3）在已切断的上段动脉之后下方，解剖出上段支气管，以直角钳关闭，嘱麻醉师鼓肺，见上段不张，其余肺组织膨胀良好，证实无误后，切断缝合。提起右肺下叶上段，钳夹切断肺组织，间断或连续缝合，或用切割缝合器沿上段与其底段的界面将肺组织分离，移出右肺下叶上段（图3-2）。

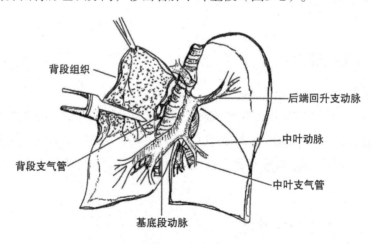

背段组织

背段支气管

基底段动脉

后端回升支动脉

中叶动脉

中叶支气管

图3-2　分离切断右肺下叶上段

（二）上叶舌段切除术

（1）在斜裂内剪开叶间胸膜及肺动脉鞘，显露舌段动脉，分别给予游离、切断。

（2）肺门前方显露出上肺静脉，其最下支为舌段静脉，予以游离、切断。

（3）检查可靠缝扎切断的舌段动静脉后，游离舌段之间的界面，用切割缝合器将两者分离，移出右肺上叶之舌段。

三、肺叶切除术

（一）右肺上叶切除术

（1）右肺上叶切除术（right upper lobectomy）要注意其肺门的结构比其肺叶复杂，其肺动脉分支变异较多，大约80%患者右肺上叶前段与右肺中叶部分或全部融合，因此行右肺上叶切除术时要多加小心。

（2）右肺动脉的寻找标志为奇静脉。切开奇静脉下的纵隔胸膜，显露尖前段动脉，结扎，切断[1]。

（3）将右肺上叶推牵向后方，解剖右上肺静脉并进行游离、结扎，切断尖前、后段支气管，注意要到另一分支时，稍粗大的为中叶静脉，勿损伤。显露斜裂后，在横裂的根部剪开脏胸膜，解剖出肺动脉干发出的上行后支动脉，结扎离断，托起右肺中叶，将右肺上叶支气管离断缝闭，分离时勿损伤邻近的中、下叶动脉，右肺上叶支气管较左侧短，解剖时勿损伤右主支气管。

（二）右肺中叶切除术

（1）在斜裂和横裂之间交界处显露右肺动脉，该动脉向内发出的两个分支即为右肺中叶的内外动脉段支，予以结扎、切断、缝扎。

（2）将右肺中叶向上翻转90°，处理右肺中叶静脉，防止损伤右肺上叶的分支。解剖分离中间支气管附近的淋巴结，切断缝合右肺中叶支气管，因右肺中叶支气管与背部支气管发自同一水平，缝合时不能过于靠近右肺中叶开口处。如肺裂发育不全，可将切断后的支气管做牵引，麻醉师加压呼吸囊使肺鼓气，在叶

---

[1]周成. 胸腔镜下肺段切除术与肺叶切除术治疗肺部小结节的疗效比较[J]. 中国社区医师，2021，37（30）：50-51.

间隙显示清楚后，再予分离。

（3）在行肺癌手术时，右肺中叶切除术常与上叶或下叶切除术同时完成，而在行治疗支气管扩张的手术时，则常与右肺下叶切除术一并完成。

（三）右肺下叶切除术

（1）分离斜裂的胸膜，显露出肺动脉。上段动脉位于上段支气管的前上方，将其切断、结扎，若右肺下叶上段和右肺上叶后段融合，则需在看清叶间动脉及其分支后再将两者分开。基底动脉位于基底段支气管的外前方，它的总干较短，要在其远端暴露基底段分支，分别结扎、切断，注意勿损伤右肺中叶静脉。

（2）将右肺下叶向前方牵拉，游离肺韧带，显露下肺静脉，并结扎切断，若下肺静脉较短，可在总干结扎后再将远端分支切断，结扎。

（3）将肺裂充分切开后，解剖支气管到右肺中叶支气管开口平面，先将上段支气管切断，缝合，然后在右肺中叶开口水平下切断基底段支气管，在保护好右肺中叶支气管的情况下，将右肺下叶支气管一并切断缝合。

（四）左肺上叶切除术

（1）左肺上叶切除术（left upper lobectomy）中最常遇到的解剖变异是肺动脉，通常是4~8支不等，为了手术安全，可先处理舌叶动脉，后处理肺动脉近端的尖前段动脉，因尖前段动脉走行短，在解剖和游离时易损伤，且容易波及肺动脉的主干，导致生命危险。必要时可先解剖游离肺动脉主干。

（2）将左肺上叶牵拉向前下方，切开主动脉弓下的纵隔胸膜，暴露左肺门上方的肺动脉，处理舌段支气管，再处理尖前段支气管。

（3）将肺叶向后上方牵拉，暴露肺门的前方，处理上肺静脉。为便于在切断上叶支气管时能见到肺动脉的主干，处理时应在其后方进行，用手指挡住肺动脉主干后，将左上叶段支气管主干近端切断缝闭。

（五）左肺下叶切除术

（1）若手术探查发现斜裂是完整的，则左肺下叶切除术（left lower lobectomy）是所有肺叶切除术中最好施行的手术，原因是左肺下叶血管变异少。

（2）切开肺门后方的胸膜，解剖斜裂，暴露左肺下叶上段及基底动脉，分别给予切断、结扎。将左肺下叶推向前方，分离肺韧带，显露下肺静脉，将其切断结扎。

（3）切断左肺下叶支气管时，同样要防止损伤左肺上叶支气管，较安全的方法是先切断、缝合上段支气管，再处理基底段支气管。

第三节　胸壁手术

一、开放性气胸及肋骨骨折的手术

（一）开放性气胸的手术

由枪伤、爆破伤、刀伤或交通、工矿意外事故所引起的胸部穿透伤（thoracic penetrating wound），除可并发脏器损伤或大出血外，有的还同时伴有胸壁组织撕裂及缺损。胸膜腔与外界大气相通，使胸膜腔失去原有的负压，肺被压缩萎陷，丧失气体交换功能。空气随呼吸自由出入胸膜腔，使两侧胸膜腔内压在呼气或吸气时产生明显的压差，纵隔随之摆动，影响上下腔静脉的回心血流，同时刺激肺门、纵隔神经，引起胸膜肺休克。胸壁缺损越大，其病势越重，死亡率越高，为胸部损伤早期致死的主要原因之一。

开放性气胸（open pneumothorax）一经诊断，应立即封闭包扎伤口，使开放性气胸变成闭合性气胸（closed pneumothorax），然后按闭合性气胸处理。方法是在伤员呼气末迅速用大块凡士林纱布封闭伤口，外加无菌纱布覆盖，用绷带加压包扎，保证密封不漏气。有呼吸困难时，要行胸腔穿刺或胸腔闭式引流减压。

开放性胸部伤口越早手术，其并发症越少。手术主要是对伤口进行早期彻底清创，闭合胸壁伤口或修补缺损。除非有胸内持续出血、重要脏器损伤或异物存留，一般不行胸腔内手术。如果伤员入院较晚，失去早期手术处理机会，则可保持胸壁封闭包扎，做胸腔闭式引流，按胸膜腔感染（脓胸）治疗。

1. 麻醉

静脉复合麻醉，气管内插管。轻者也可用局部浸润麻醉。

2. 体位

按伤口部位选择仰卧、斜卧或侧卧等。侧卧位有减少肺活量之弊，术中应予以注意。

3. 手术步骤

（1）清创缝合胸壁缺损，与一般创伤的清创缝合基本相同。先用油纱布堵住伤口，消毒周围皮肤，然后清创。剪去失活的软组织，摘除游离的肋骨碎片和异物，修整肋骨残端。有肋间血管损伤者应给予结扎，遇有困难时，可切除一小段肋骨，然后缝扎止血。疑有胸内出血或脏器损伤时，可将原伤口扩大，进行胸腔内探查。若经原伤口不便探查时，可依伤道及可疑的脏器损伤，另做开胸切口。进入胸腔后先清除胸内积血及异物，仔细检查肺、纵隔、心脏及大血管，若有损伤，应给予相应修补止血。常规安放胸腔闭式引流，按层缝合肌肉、筋膜和皮肤。战伤时，为了减少感染，皮肤及皮下组织一般不做初期缝合，留待以后处理，仅做定位缝合，每2～4 cm缝合1针，使皮下组织得以充分引流。

（2）胸壁缺损大不能直接缝合时，可采用下列方法修补。

①带蒂肌瓣填塞法：游离附近的胸壁肌束，一般以竖脊肌最合适。将肌束游离至所需长度，切断一端棘肌，牵至缺损边缘，沿缺损周围以丝线缝合固定，将缺损完全封闭。皮肤缺损可用皮瓣转移修复。

②肺填塞法：将肺膨胀后，用细丝线将肺与胸壁缺损边缘间断缝合。

③人工代用品修补法：涤纶布是比较好的人工代用品，它坚固且有拉力，可以拉紧与胸壁缺损缝合形成稳固的胸壁支架，而且它的异物反应较小。使用时剪裁成合适形状和大小，用粗丝线与缺损边缘的骨端及肋间肌全层拉紧缝合。为了防止伤侧胸壁大块缺损修补后出现反常呼吸（paradoxical breathing），可切除一段肋骨作为支架斜跨在修补处，并用钢丝固定于上下肋骨，其外表再覆盖以肌层、浅筋膜及皮层。由于人工代用品抗感染力低，对于严重污染的胸壁缺损，不宜采用人工代用品修补。

4. 术后处理

（1）保持胸腔闭式引流通畅，一般持续2～3天，待肺完全膨胀，引流量基本停止后拔管。

（2）使用抗生素和破伤风抗毒素。

（3）鼓励并协助咳嗽、排痰，预防肺不张或肺部感染。

（4）按需要给予吸氧和镇痛剂。

（5）未做一期缝合的伤口，伤后4～7天若无感染，可做延期缝合。

（二）肋骨骨折的手术

肋骨骨折（rib fracture）在胸部损伤中最为常见，绝大多数肋骨骨折一般仅需用胶布行胸壁固定和其他对症治疗，不需手术。但对开放性胸壁伤口进行清创处理时，应将游离的碎骨片取出，将两骨端修整，以减轻术后骨折端摩擦引起的疼痛。并发胸内脏器损伤需开胸探查时，可同时对骨折的肋骨做内固定。多根多处肋骨骨折，或多根肋骨骨折合并肋骨和肋软骨交界分离或合并胸骨骨折时，局部胸壁失去肋骨支持，会使该处胸壁软化，破坏了胸廓的完整性，产生部分胸壁浮动及反常呼吸，严重影响伤员的呼吸循环功能。对此类伤员，除按一般肋骨骨折处理外，还需对胸壁软化区进行固定。

1. 肋骨骨折内固定术

该手术于全身麻醉、气管插管下进行。选胸前外侧切口或胸后外侧切口，进胸后探查肺、膈肌、纵隔、心脏及大血管损伤情况，并做相应的处理。然后暴露肋骨骨折部位，行肋骨固定，方法如下。①钢丝固定法：在肋骨骨折两端钻孔，穿入不锈钢丝拧合固定。②克氏针肋骨内固定法：在肋骨骨折的前后断端的相应处各钻一小孔，用直径1.5～2.0 mm的克氏针自一端的小孔穿入，穿过浮动段肋骨的髓腔，再从另一端肋骨小孔穿出。两端小孔外各露出克氏针1 cm长，略加弯曲。③Judet固定架肋骨固定法：根据肋骨骨折的情况，选用合适型号的Judet固定架，按肋骨的弯曲形态加以塑形，将固定架锐角侧的两个爪或三个爪安放在肋骨的下缘，然后用专用钳将固定架紧紧固定在肋骨骨折的部位上。

2. 胸壁外固定术

（1）包扎固定：以厚敷料垫盖于胸壁骨折部位，以中等力量用绷带或胸带加压包扎。该方法治疗效果不确切，治愈后局部胸壁可形成永久性塌陷，影响呼吸功能。此法仅适用于搬运途中临时固定或胸壁软化范围小、幅度较轻的伤员。

（2）悬吊牵引固定：在胸壁软化区的中央，选择1～2根能受力的肋骨作为牵引点，局部消毒，用1%普鲁卡因在肋骨的表面及上下缘做局部浸润麻醉。以针钳钳夹肋骨上下缘，或用带弯三菱针的钢丝从肋骨的上缘紧贴肋骨，绕过其深面，从下缘穿出，剪去针，拧合钢丝的两端，用牵引绳系于针钳尾部或钢丝拧合部，连接于床架的牵引固定滑轮上，以2～3 kg重量牵引2～3周。对于胸骨骨折者，选定好牵引部位后，在胸骨两旁的相应肋间局部浸润麻醉，分别切开皮肤、皮下组织2～3 cm，紧贴胸骨旁用血管钳将胸壁肌层和肋间肌分开，再换直角钳分离胸骨后间隙，从对侧胸骨旁肋间穿出。钢丝通过直角钳钳夹通过胸骨后，避免损伤胸廓内血管和纵隔内脏器。钢丝拧合后即可将胸骨提起牵引。

（3）胸壁外支架牵引固定：基本操作方法与悬吊牵引固定相似，不同的是胸壁外支架牵引固定是将牵引支架直接安放在伤员胸壁外，便于早期下床活动。方法是将拧合的不锈钢丝挂在牵引钩上，或直接用消毒的肋骨牵引钩沿肋骨的上缘刺入皮肤，紧贴肋骨的胸膜面，绕过肋骨并将其钩住，轻轻将肋骨提起，固定在牵引架上，调节螺丝松紧度，使胸廓复原。

二、胸壁结核切除术

胸壁组织（包括骨骼和软组织）因结核菌感染会形成脓肿。有时肋骨被破坏，可在肋间肌内、外形成哑铃状脓肿（图3-3）。脓肿破溃穿透皮肤会成为结核性窦道或溃疡。

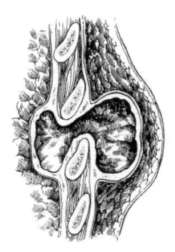

图3-3　胸壁结核哑铃形脓肿

（一）手术适应证

对较小的、无继发感染的胸壁结核性脓肿，或年老体弱不能耐受手术的患者，可在全身进行抗结核药物治疗的同时，采用穿刺排脓及局部注射抗结核药物的方法治疗。方法为局部消毒后，用18号针头在脓肿的上方健康皮肤进针，针头潜行斜刺入脓腔抽脓，并以5%碳酸氢钠溶液冲洗，最后注入抗结核药物。

对于干酪样寒性脓肿和慢性胸壁窦道，只要病情稳定，无肺或其他脏器进行性结核病灶者，均应彻底清除病灶。已有混合感染者，宜先做切开引流，待感染得到控制后，再行病灶清除。

（二）术前准备

（1）胸壁结核是全身结核的一部分，应注意患者全身情况，检查肺及其他脏器有无结核。术前一般进行抗结核治疗1~2周，对结核中毒症状明显者，应加强全身抗结核治疗和营养支持，待症状得到控制和病情稳定后，再行手术。

（2）若X线检查发现同侧胸腔积液，或胸腔穿刺抽出脓液，应考虑穿出性结核性脓胸，治疗以结核性脓胸为主。

（三）麻醉

静脉复合麻醉，气管内插管。

（四）手术步骤

浅层脓肿清除：沿病灶长径梭形切开皮肤、皮下，切口长度应超过其脓肿边缘2~3 cm。分离皮片，沿脓肿周围向两侧分离切开肌层，尽量不分破脓肿做完整切除。如脓腔已破，应吸净脓液，把所有病变组织清除。结核灶单纯累及肋骨骨膜时，应用刮匙将受累骨膜刮除。冲洗创面，局部撒以链霉素粉0.5~1.0 g。如创面小可直接分层缝合切口。

深部脓肿或并发慢性窦道的清除：切开窦道前，可先从窦道口注入亚甲蓝，作为切除范围标记。沿窦道做梭形切口，将瘘口一并切除，沿亚甲蓝着色标记清除所有结核病灶，包括受累的肋骨、肋骨膜、肋间肌、壁胸膜。有时窦道被肉芽组织阻塞，亚甲蓝不能通过，术中应仔细探查窦道分支及范围。窦道可能为细小管道，在一根或数根肋骨深面潜行至胸膜外，或在胸膜内形成小脓腔，也常有肋间窦道引自肋骨后方的深部脓肿，破坏的肋骨可呈酥糖状，这些都应给予清除。深部脓肿腔壁如切除有困难，则可切除病灶的外壁，吸净腔内脓液，将脓腔内干酪样物及肉芽组织尽量搔刮干净。反复用温盐水冲洗，撒入链霉素粉，游离邻近的肌瓣填充于残腔内，并用2-0号羊肠线缝合固定。肌层间放置橡皮引流条，缝合皮下组织及皮肤，加压包扎2周[①]。

（五）术后处理

全身应用抗生素2~3周，抗结核治疗半年。手术后48小时拔除引流条，切口周围如有积液，可进行穿刺抽液并加压包扎。

三、胸壁肿瘤切除术

原发性胸壁肿瘤较少见，可分为良性和恶性两种，恶性者多为肉瘤。继发性肿瘤占胸壁肿瘤半数以上，多是他处恶性肿瘤（如肺、乳腺、肾、胃、食管等）的转移。肿瘤可发生在肌肉、神经、血管、骨膜等胸壁深层组织。胸壁肿瘤一经诊断，不论是良性还是恶性，只要身体条件许可，均应及早进行手术切除。

（一）术前准备

除一般准备外，术者应充分预计手术切除范围、胸壁重建的方法，并准备好重建胸壁所需要的人工材料。

（二）麻醉

静脉复合麻醉，气管内插管。

（三）手术步骤

（1）切除肿瘤切口应根据肿瘤累及的范围及重建胸壁的方法来选定。若肿瘤未累及皮肤和表层肌肉，可选用弧形皮瓣切口，以加强胸壁缺损的保护。若皮肤已受累，可沿肿瘤长径做梭形切口，切缘距肿瘤3 cm以上，连同受累的皮肤与肿瘤一并切除。良性肿瘤未侵犯肌层时，将正常的肌肉向两侧游离开，暴露肿

---

①王辉，王睿，唐晨虎，等. 应用MSCT诊断胸壁结核及临床手术指导价值分析[J]. 中国CT和MRI杂志，2021，19（06）：79-80，105.

瘤，将肿瘤组织和被肿瘤侵犯的肋骨一并切除。恶性肿瘤除需将受累的肌层切除外，暴露的手术范围要大，包括上下的正常肋骨。先从肿瘤旁正常的肋间切开，伸入手指在胸腔内探查肿瘤的范围。切除应包括病变肋骨及上下各一根正常肋骨、壁胸膜、肋间组织，肋骨两端切断处应距肿瘤5 cm。若病变累及肺表面，可做适当的肺楔形切除术。

（2）若胸壁缺损面积小于6 cm×6 cm，特别是位于后胸壁有较厚肌层保护时，可不做胸壁缺损重建术，将两侧的肌肉游离后直接拉拢缝合。若有较大面积的胸壁缺损，特别是前外侧胸壁缺损，应进行胸壁缺损重建术。

为了恢复胸壁的坚固性和稳定性，减少术后反常呼吸运动，对于恶性肿瘤切除术后留下的巨大胸壁缺损，还需附加胸壁缺损重建术，常用的方法如下。①克氏针搭架法：用直径2 mm的克氏针，按肋骨缺损和插入髓腔的长度，将两端弯成短钩形。先将克氏针插入一端肋骨髓腔，然后将钢针略加弯曲，插入另一端肋骨髓腔。髓腔较大者，可插入两根克氏针（上、下缘各1根），插入深度为2~4 cm，不宜过短，以免克氏针随呼吸运动而脱出髓腔。若另一断端为肋软骨，则该端克氏针不做钩形弯曲，可沿肋软骨的上缘或下缘直接插入胸骨，并用不锈钢丝将其与肋软骨捆扎固定。②有机玻璃板条重建法：将有机玻璃锯成若干条，大小及长度与肋骨缺损相同，用酒精灯加热，按胸廓形状弯曲，在肋骨和有机玻璃两端分别钻孔，然后用不锈钢丝穿过两端小孔，将肋骨与有机玻璃拧合。最后冲洗胸腔，另做胸壁切口，放置胸腔闭式引流。如果浅部肌层及皮肤完好，可直接覆盖在克氏针或有机玻璃支架上加以缝合。如伴有肌层及皮肤缺损，可转移邻近的带蒂肌皮瓣覆盖于支架上。切口以厚敷料加压包扎。

四、胸廓成形术

胸廓成形术（thoracoplasty）是一种永久性的、不可复原的萎缩治疗方法。该手术通过切除部分肋骨，使胸廓下陷，达到治疗疾病的目的。根据治疗疾病的不同，该手术又以保留或切除壁胸膜纤维层，分为胸膜外胸廓成形术和胸膜内胸廓成形术。

（一）胸膜外胸廓成形术

胸膜外胸廓成形术（extrapleural thoracoplasty）在20世纪30年代到20世纪50年代是肺结核外科治疗的主要手术方法。随着有效抗结核药物不断应用于临床和现代胸外科技术的不断发展，目前肺结核的外科治疗普遍采用肺切除术，胸廓成形术的应用明显减少，但其仍有一定的手术适应证，应根据患者的具体情况选择应用。

1. 手术适应证

（1）慢性纤维空洞型肺结核，主要病变在上叶，空洞位于后第四肋骨以上，靠近后外侧胸壁，空洞壁厚不超过3 mm，无并发支气管内膜结核、咯血或感染。

（2）广泛肺纤维化，胸膜增厚和纵隔移位，而肺结核病灶未愈，仍有症状和痰菌阳性。

2. 禁忌证

（1）厚壁空洞、张力性空洞、后第四肋骨以下的空洞，尤其是下叶上段空洞及肺门空洞。

（2）伴有支气管内膜结核或结核性支气管扩张者。

（3）年龄在18岁以下或55岁以上的患者。青少年因正在发育期间，手术后会导致脊柱严重畸形；年老者一般合并有肺气肿，呼吸功能储备差，手术后易发生呼吸功能不全。

3. 术前准备

（1）术前摄X线胸平片、CT扫描，以了解空洞或病变部位，决定切除肋骨的根数，包括空洞下缘以下的两根。

（2）常规做肝、肾、心、肺功能检查，补充营养，纠正贫血。

4. 麻醉

静脉复合麻醉，气管内插管。

5. 手术步骤

胸廓成形术一般分两期完成，第一期切除第一至第四肋骨，第二期切除第五至第八肋骨。在肺及胸膜纤维化显著的慢性病灶，估计手术后胸壁反常呼吸不重，一般体质较好者，也可一期完成全部手术。分期手术的间隔时间为2～3周。

（1）第一期手术流程如下。

①选择体位、切口：取侧卧位，病侧在上，该侧上肢屈曲贴放胸前。健侧腋下置一小软枕，以减轻体重对肩和上臂的压迫，也可以使术侧肋间隙变宽。做后外侧切口，切口上端需平于肩胛冈（或略高），以利于充分显露与切除第一肋骨。

切开皮肤、浅筋膜，以消毒巾保护切缘。在肩胛下角的下后方，肌层较薄的听诊三角部位，用电刀切开肌筋膜，直达胸壁骨层。以示、中两指伸入骨层浅面，沿切口方向，向前下方切开背阔肌及前锯肌，向后上方切开斜方肌及菱形肌。肌层切开后，用肩胛骨拉钩将肩胛骨向上牵拉，用手指钝性分离肩胛下间隙，并剪断附着于肋骨的前锯肌。以肩胛骨及第五肋缘为支撑点，安放肋骨牵开器，使肩胛骨向外上方掀起，用手指伸入附着于第二肋骨的斜角肌后方，将该肌剪断，充分暴露胸廓上部肋骨。

②切除肋骨：以斜角肌附着位置辨数肋骨，先切除第四肋骨，方法是切断后锯肌，将竖脊肌与肋骨分离，并向后牵开，尽量显露肋骨全长。先截断肋骨颈部，提起断端，向前剥离至肋软骨，尽量靠前部剪断肋软骨。再用方头咬骨钳咬去已剥离的肋骨断端及与肋骨后端相连的胸椎横突，方法是先剪断上下横突间韧带，然后剥离横突，再将其咬去。以同法继续向上切除第三、二、一肋，其中第一肋骨位置较高，肋骨短小，呈水平位。前斜角肌终于其内缘中部的前斜角肌结节，该结节上前部有锁骨下静脉经过，后部有锁骨下动脉经过，第一肋后端及第一胸椎横突前为臂丛神经根，在剥离第一肋骨骨膜及切除时，必须注意保护。方法是先将第一肋骨前下缘骨膜切开，剥离其下面，再用钝头剥离器在手指的引导下，紧贴肋骨，在骨膜之下缓慢剥离肋骨前面，剥离器勿超过指尖，以手指保护锁骨下动脉、静脉。剥离上缘时，宜先剥离前斜角肌结节的两侧部分，待有间隙和看清楚的情况下，将斜角肌肌腱紧贴肋骨剪开，此时，锁骨下动脉、静脉及臂丛神经已被推开，用肋骨剪尽可能靠前端剪除肋骨，后端应在平第一胸椎横突处一次剪平，保留第一胸椎横突，以免损伤臂丛神经。

切除肋骨过程中，需注意保护各肋间血管、神经，勿使胸膜破裂。

③剥离肺尖：第一肋骨切除完毕后，即进行肺尖剥离。切断并结扎第一、第二肋间肌束的后端，分离胸顶部胸膜外筋膜层，将肺尖部连同壁胸膜从脊椎及纵隔内组织分离，并向下推至第四肋骨后端以下。如此，肺可获得较好的萎陷。

④缝合：胸廓成形术创面大，出血较多，必须严密止血，然后用温盐水冲洗创面。一般不做引流，有胸膜破裂时，则应做胸腔闭式引流。依次缝合切口各层。最后，用足够敷料加压包扎伤口，以减轻术后反常呼吸。

（2）第二期手术术前必须摄胸部平片检查，以了解肺部病变情况。如出现空洞增大，则可能合并有支气管内膜结核，属张力性空洞，应终止手术。出现病灶播散及恶化现象者，应延期手术。上次手术切口未愈并有感染者，需使炎症消退，并应用有效抗生素，再考虑手术。

从原切口进路，后上起点可略低3~5 cm。切除皮肤瘢痕，经肌层瘢痕切口可减少出血。分离肩胛骨下方粘连，将肩胛骨向上向外牵开，进入骨膜外。第二期手术切除第五、六、七、八肋骨后端，同时切除相对应的胸椎横突，保留前端肋软骨，并使保留的肋骨自上而下呈梯形递增，但最下一根肋骨的前端应在腋中线。如只需切至第六肋骨，为避免术后肩胛骨下角陷入第七肋骨，并与第七肋骨相摩擦，增加疼痛或影响上肢功能，需加做第七肋骨后段切除术或肩胛骨下角部分切除术。

（二）胸膜内胸廓成形术

胸膜内胸廓成形术适用于慢性脓胸或结核性脓胸伴有肺内活动性肺结核和支气管胸膜瘘者。这些患者因胸膜极度增厚，既不适用于胸膜剥脱术，又不适用于肺、胸膜切除术。只有切除患侧部分肋骨和增厚的纤维层，使胸壁软组织塌陷，方能闭合脓腔。过去都采用谢德胸廓成形术（Schede thoracoplasty），即将脓腔顶部的肋骨、骨膜、肋间组织和胸膜纤维板一并切除，但该手术损伤大，可造成胸壁长时间软化。目前采用的是改良手术，只切除肋骨和壁胸膜上的纤维板，保留肋骨骨膜和肋间组织。手术后2~3个月新生肋骨形成，保持了胸廓的稳定，又可明显减少手术后胸、腹壁皮肤麻木不适感觉。此即为梯形手术。

1. 术前准备

（1）确定胸腔及肺部病变部位，除摄胸部平片外，根据需要应做CT扫描、支气管碘油造影或支气管镜检查。

（2）行心、肺、肝、肾功能检查。

（3）对于结核性脓胸，术前应进行抗结核治疗2~4周，手术前1周除继续抗结核治疗外，应加用青霉素或其他广谱抗生素，以控制一般细菌感染。

（4）合并有支气管胸膜瘘或感染加重时，需待感染症状得到控制后再进行手术。脓腔分泌物应做细菌培养和药物敏感试验。

（5）贫血及血浆蛋白低的患者，应给予高蛋白、高热量饮食，必要时进行输血或输清蛋白。鼓励患者多活动，以增强心肺功能。

2. 麻醉

静脉复合麻醉，气管内插管。

3. 手术步骤

（1）选择体位、切口：取侧卧位，病侧在上。做后外侧切口，起自腋前线，沿脓腔底部的肋骨或肩胛下角下方2 cm向后至肋角，然后转向上，在肩胛旁与脊椎间上行至脓腔顶部。如果胸壁瘘口在切口附近，可将其一并切除，或另做瘘口切除。切开肌层后，将胸壁软组织用纱布垫覆盖，减轻污染。助手用肩胛拉钩将肩胛骨牵起，即可暴露所需切除的肋骨。

（2）切除肋骨：先切除第五、六肋骨，切开肋床进入脓腔。将脓液吸净，刮除脓腔内纤维素及干酪样坏死组织。如有支气管胸膜瘘存在，应以纱布填塞瘘口，防止脓液或血液倒流。仔细探查脓腔大小及范围，决定需要切除肋骨数目。之后将肋骨牵开器放置在肩胛骨与第七肋骨之间，将肩胛骨掀起，按自下而上次序分别切除第四、三、二肋骨。如第一肋骨已超出脓腔顶的范围，则不必切除，否则应一并切除，以免形成支架，影响下陷。术中如病情稳定，可向下按需要顺序切除第七至第十肋骨，反之，应及时终止手术，改为分期手术。切除的肋骨上、下、左、右均应超过脓腔，特别是后缘应切除部分脊柱横突，使椎旁无间隙存在，保证压陷的胸壁肌肉组织与脓腔内壁密切相贴，彻底消灭无效腔。行左侧全侧胸廓成形术时，前部肋软骨尽可能多予保留，以保护心脏，避免受压过剧而影响心脏功能。

慢性脓胸的肋间隙变窄，肋骨多显畸形，表面粗糙，断面呈三角形，外侧面窄细，上、下面较宽而内缘锐利，骨膜附着较紧，剥离骨膜较为困难，易出血。切除后，即以热盐水纱布填压止血或用电凝止血。

（3）梯形手术：沿肋间逐个平行切开胸膜及增厚的纤维层，将肋间肌翻转，切除增厚的纤维层而保留肋间肌、肋间血管和神经。刮除脏胸膜上的纤维素、脓块和干酪物。有时可将脏胸膜纤维板做横竖交错的切口，造成新创面，以帮助肉芽组织生长，促进愈合。如有支气管胸膜瘘，可利用上述肋间肌束于胸骨端切断，将断端缝合填塞瘘口，以促进瘘口愈合。创面所有出血点应仔细进行电凝或缝扎，然后按顺序将肋间肌排列在脓腔底部，并用1-0号羊肠线缝合固定。脓腔较大者，可游离附近胸壁的肌瓣，填塞脓腔空隙，最后于脓腔底部安置两条多孔乳胶引流管或烟卷引流。疏松缝合切口，加压包扎胸部。手术一般一次完成，如患者情况差或全脓胸，可分两期完成，间隙为2～4周。

4. 术后处理

（1）应用广谱抗生素或根据术前培养和药敏试验选用有效抗生素治疗2～3周，以控制感染。结核性脓胸需用抗结核药物治疗3个月以上。

（2）手术侧胸部用敷料持续包扎1个月以上。

（3）更换敷料一般在手术后第4天或第5天进行，以后，2～3天更换敷料1次，依引流分泌物的多少，逐渐拔退并剪断引流管，完全拔管应在手术后第2周进行。如有高热和白细胞增高，多提示引流不畅，应随时检查伤口，松动引流管，使引流通畅。

（4）注意患者全身情况，改善营养，适当给予输血支持。

五、前斜角肌前脂肪垫淋巴结切除术

行前斜角肌（anterior scalene muscle）前脂肪垫淋巴结切除术做活组织检查，是胸内癌肿的辅助诊断方法之一。对有可疑淋巴结转移的患者，阳性率最高可达80%，一般为12%～40%。主要用于肺、食管及纵隔癌肿病例，对于其他疾病诸如结核、良性纵隔肿瘤等则无帮助，不可滥用。

（一）手术步骤

患者仰卧，肩、颈部垫薄枕，使头略后仰，并转向对侧。局部用1%普鲁卡因浸润麻醉，在锁骨上约两横指，以胸锁乳突肌锁骨头的外缘为中点，与锁骨平行做长3～4 cm切口。切开颈阔肌，显露出胸锁乳突肌锁骨头，并将其向内侧牵开，即可暴露出前斜角肌前脂肪垫，其内缘为颈内静脉，上缘及外侧为肩胛舌骨肌，下方为锁骨和锁骨下静脉（图3-4）。采用钝性分离自上而下整块切除脂肪垫和淋巴结，遇有颈横血管穿过其中时，应予结扎。应注意小心将颈内静脉与锁骨下静脉连接处的淋巴结取下，该处淋巴结的阳性率较高。彻底止血，切口内放置橡皮片引流，分层缝合切口。

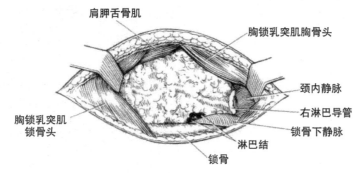

图3-4　前斜角肌前脂肪垫的周界（右侧）

（二）注意事项

（1）胸导管（右侧为右淋巴管）于颈内静脉外侧下行至颈内静脉与锁骨下静脉连接处，注意勿损伤。若被损伤，应予结扎，以免术后并发乳糜漏。

（2）不要损伤前斜角肌前的膈神经。

（3）手术后24小时取出橡皮片。

第四节　食管和贲门手术

一、食管手术的应用解剖及手术注意事项

（一）食管癌术前、术后检查的临床意义

1. 食管镜检查

（1）食管镜检查受患者体型、个体差异、病变侵及的深度或食管腔伸缩性等因素的影响，所测得病变距门齿的距离可能使手术评估病变部位产生偏倚，故术前切记要结合食管造影及胸部CT扫描来准确判断病变所在的部位及其周围的

重要组织器官。

（2）食管镜检查报告描述的详细程度也很重要。

①对于小的早期食管病变（小于1 cm）或表浅的病变，一定要描述病变大小或范围，切勿凭经验认为其是良性溃疡而忽略，因为病理报告结果要迟于食管镜检查报告，可利用肿瘤细胞丧失分泌糖原功能的特性，进行碘染色试验来鉴别溃疡的良恶性。如病理回报诊断为食管癌，除内镜下切除的部分病例外，还有一部分患者应接受手术切除。

小的早期食管病变的术前检查除了食管镜检查外，上消化道造影和CT检查均可能为阴性结果。术中探查时往往扪不到病变，即使切除标本后，病变也会因太小而无法被找到，只能术中冰冻病理切片仔细检查才可发现，有时会陷入尴尬的局面。

②对于大的病变，一定要描述病变所在食管的前、后、左、右壁，使临床医师术前可以准确评估病变可能侵及的重要组织器官，这是食管造影及CT扫描有时做不到的。故正规的食管镜检查医师在书写回报单时，一定要描述病变距门齿的距离、形态、颜色、大小范围、食管的前后左右壁、活动度等。

③对于中上段的食管病变，必要时可行纤维支气管镜检查，观察气管下段或左主支气管是否受累、是否固定，以方便术前准确评估手术切除的可能性和做好术中预案。

④如为胃底贲门或胃近端肿瘤，术前应行纤维胃镜并在距离肿瘤边界1 cm处留置钛夹标记，以备术中明确前哨淋巴结及活检之用。

2. 食管造影及胸部、腹部增强CT扫描

（1）对于经左胸切除食管病变组织，在彻底切除病变组织的前提下，拟行主动脉弓上食管胃吻合术的病例，术前一定要仔细阅片（食管造影及CT扫描），明确主动脉弓上水平至胸顶部的距离，如大于5 cm，可顺利进行主动脉弓上吻合，如小于3 cm，应选择在颈部吻合，否则手术操作很困难，可能增加术后并发症发生的概率。

（2）胸部增强CT扫描还可以显示食管肿瘤侵及主动脉的程度，应做到心中有数。

腹部增强CT可判断周围淋巴结肿大情况、其他腹腔器官是否有转移、病变

浸润深度、胃左动脉的走行、腹腔干分支变异等，术前做好术中预案。

（3）术后行床头坐位胸部X线检查，除观察肺部膨胀情况、胸腔积液情况之外，还可观察胃管和小肠营养管的位置、胃泡的大小，从而判断胃管是否通畅、胃肠动力等情况。如已经拔出胃管经口进食时，发现胃泡有扩大趋势，说明胃排空不畅，则要延迟经口进食。

3. 肺功能检查

评估患者咳痰力量的指标为第1秒用力呼气容积，而非一秒率。适合开胸的极限值用VC/体表面积（m^2）权衡，应在1800 mL/m^2以上；第1秒用力呼气容积应在1400 mL/m^2以上。

不吸氧时PaO_2低于70 mmHg、$PaCO_2$高于50 mmHg者，开胸手术的危险性明显增加。

4. 肝功能检查

对于肝功能检查蔡尔德-皮尤改良评分（CTP评分）A级且吲哚菁绿试验（ICG-R15）正常的患者，如化验数值有肝功能障碍的病例，手术中要保留胸导管，否则术后会加重肝功能损害，也可增加呼吸系统并发症。

（二）食管、贲门癌手术的原则

食管、贲门癌手术与其他消化系统癌症手术一样，需保证整块切除和各野淋巴结切除连续性的两项原则。

对高危患者，应考虑缩小手术或二期手术，切除与重建分期进行，减少创伤。

常用手工吻合方法有包埋缝缩法、胃腔内吻合法等；器械吻合方法有环形吻合器吻合方法、三角形直线切割闭合器的吻合方法。

1. 近端胃切除

食管贲门癌胃代食管手术行近端胃切除时，以胃小弯侧距离幽门以上7～8 cm（胃小弯角切迹以上2 cm处）和胃大弯侧距离幽门18～20 cm（胃网膜左右动脉交会处）两处的连线作为切除分界，可使残胃保留大约1/2的原胃容积（图3-5）。

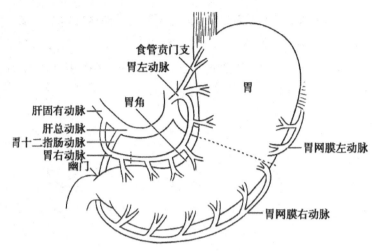

图3-5 在胃角上2 cm（相当于幽门上7~8 cm）与胃网膜左右动脉交界（相当于幽门以远18~20 cm）处的连线为胃容积等分的分界线

2. 制作管形胃

（1）食管贲门癌胃代食管手术中制作管形胃，理论上可以防止残胃形成静脉池，还可以防止出现胃小弯多余胃组织的盗血现象。

（2）因管形胃只有一根供血管，即胃网膜右动脉血管，胃右动脉血管基本无功能，胃底血供主要由毛细血管网提供。

（3）理论上管形胃的吻合端，尤其是胃底最佳宽度应为5 cm，过窄容易使胃底缺血坏死或吻合口狭窄，过宽不易适应纵隔。建议最佳宽度以6~7 cm为宜，既不缺血也可通过纵隔，最主要的是可行食管胃套入吻合术，能有效地防止反流。

3. 食管胃吻合术

（1）胃的吻合端宜选择在胃网膜右动脉终端距离吻合口5 cm以内，如能观察到胃网膜左动脉搏动则更佳，以最大限度保证吻合口血供。

（2）如胃近端闭合，行食管胃吻合术时，选择胃的吻合部位以距胃闭合缘3~4 cm为宜，以免影响吻合口血供及胃闭合缘血供。

4. 食管贲门癌的前哨淋巴结转移的确定

术中切开胃壁，辨别肿瘤的边界，以平冢（Hiratsuka）方法为依据，用装有

25 mg吲哚菁绿的5 mL的27 G注射针在肿瘤边界1 cm处分5点注入浆膜下，5分钟后切取被染色的淋巴结送病理。

（三）食管贲门癌空肠或结肠代食管手术关键点

目标肠管的选择：食管贲门癌用空肠或结肠代食管术，目标肠管的选择很重要，但目标肠管的供应血管的选择尤为重要。

助手双手平展提起目标肠管以展开肠系膜，手术台下人员用移动光源投照肠系膜，术者从肠系膜另一侧可容易地观察到肠系膜内的血管走形，如此可决定最佳目标肠管的选择，此方法尤其适用于结肠代食管手术。

二、食管贲门癌胃大弯返折成形术取代胃全切除术

（一）胃大弯返折成形术适应证

在可以完成淋巴结清扫的前提下，对于食管癌侵及胃小弯达50%、估计术后残胃容积小于原胃容积1/2的病例，传统方法是行胃全切除术、空肠代胃消化道重建术，但会出现术后不适、摄食量少等生活质量低下的症状。故建议行改良部分胃切除术、胃体胃大弯返折成形术、胃顶部食管吻合术，即可轻松解决以上问题。

（二）胃大弯返折成形术解剖基础

（1）胃小弯侧距离幽门以上7~8 cm，即胃小弯角切迹以上2 cm处；胃大弯侧距离幽门18~20 cm，即胃网膜左右动脉交汇处，以上两处的连线即为等份分割胃容积的分界线，沿此分界线可切除约1/2的胃容积。

（2）胃切除分为全胃切除、次全胃切除、半管形胃切除、细管形胃切除。

（3）胃大弯返折成形术的胃切线介于半管形胃与细管形胃之间，胃大弯返折后的成形胃的容积约为术前的1/2。

综上，胃大弯返折成形术具备手术的解剖基础，又保留了成形胃的生理基础，同时也遵循了肿瘤切除的原则。

（三）胃大弯返折成形术具体操作方法

（1）常规距离食管肿瘤5 cm切断食管，在近切端内置入并包埋吻合器钉砧

头。游离胃大弯并保护好胃网膜右动静脉，处理切断胃左动脉及胃短动脉，提起胃，距离食管下段、贲门及胃小弯肿瘤5 cm，在直视下使用电刀切开胃壁，以保证切端无癌残留，使之成为敞篷船形的半胃，船头为胃底，船体为保留胃网膜右动脉供血的胃大弯胃壁，船尾为近胃窦部的远端胃切缘，原则是多保留胃体与胃底及胃大弯部分，多切除胃窦及胃小弯附带肿瘤的胃壁组织，可以理解为根部较窄、远端宽的带胃网膜右动脉血管蒂的胃大弯之胃壁组织瓣。将船头向右下与船尾对折缝合，缝合时留有3 cm左右开口以通过吻合器主体，进行残胃再造成形。中心杆从再造残胃的顶部穿出，插入先前置入食管的钉砧头，行再造残胃与食管近端吻合。最后用残胃壁的浆肌层行吻合口包埋，也可使用大网膜缝合固定包绕吻合口，以利于吻合口愈合，避免出现吻合口瘘并防止反流。

（2）利用以上胃大弯返折成形的原理，游离全胃之前的手术操作同上。在游离全胃后，不切开胃腔，直接于胃大弯中点处反向折叠胃体，设计拟切除缘，在胃前壁拟切除缘对应部位使用闭合切割器切除包括病灶在内的胃前壁达胃小弯。同理处理胃后壁达胃小弯，使前后壁两切缘呈V字形，并在胃小弯处交会，如此便可将远近端对折的胃壁闭合，并切除包括肿瘤在内的胃小弯。其余步骤与以上相同。

如此，成形胃的容积约为术前的1/2，在以后的生活中，随着进食量的不断增加，还可以一定程度地扩大，故对患者的术后生活质量影响较小。

三、食管贲门癌近端胃切除空肠间置重建术

（一）手术关键点

（1）食管贲门癌近端胃切除带血管系膜蒂空肠间置重建术的操作要点是保证残胃容积大于原胃容积的 1/2，即以胃小弯侧距离幽门以上 7 ~ 8 cm（胃小弯角切迹以上 2 cm 处）和胃大弯侧距离幽门 18 ~ 20 cm（胃网膜左右动脉交会处）两处的连线为切除分界，此分界可使残胃保留大约 1/2 的原胃容积。

（2）通常，食管贲门部距离幽门约20 ~ 25 cm，切除近端胃后，食管断端与胃前壁吻合所需间置空肠的长度约10 ~ 12 cm，原则是要求间置空肠保持轻微拉伸状态即好，太长可致间置肠管迂曲或扭转，甚至梗阻，同时也要考虑反流因素。太短易导致吻合口张力大及吻合口瘘。

①间置空肠的切取向上至十二指肠悬韧带以远20～25 cm，向下延长至其尾侧10～12 cm的空肠。

②有的研究者为使间置肠管具有丰富的血运和神经支配，会切除一段间置肠管以远10 cm的空肠作为牺牲肠管，同时也间接地延长了间置空肠的血管系膜蒂的自然长度。切除牺牲肠管时宜在血管系膜进入肠管的终末处切断系膜及血管。

（3）重建消化道的顺序为依次行空肠-胃前壁端侧吻合、食管-空肠端侧吻合、空肠-空肠端端吻合或端侧吻合。

①食管-空肠端侧吻合时过度牵拉空肠可致术后吻合口狭窄；吻合口上方食管后壁1.5 cm处与空肠前壁缝合固定可防止反流。

另外，食管-空肠吻合还可以采取空肠逆蠕动与食管吻合方法，或空肠顺蠕动与食管吻合方法。

②空肠-空肠端侧吻合：在空肠对系膜缘切开1.0～1.5 cm切口，置入钉砧头并以荷包缝合固定，开放端侧的空肠并置入吻合器，与钉砧头结合完成空肠-空肠端侧吻合，最后缝闭开放的空肠断端。

（4）将间置空肠与残胃的前壁进行吻合，吻合口周围的间置空肠后壁与残胃头侧的胃前壁缝合数针可防止反流；如进行套入缝合，即吻合口后侧2～3 cm的胃壁-空肠壁缝合固定，则效果更佳。

（5）由于保留迷走神经、残胃容积大于50%，故一般无须行幽门成形术。

（6）间置空肠自结肠后结肠中动脉左侧的孔洞上提，与食管及胃前壁吻合；空肠-胃吻合口距离胃切缘大于3 cm、食管-空肠吻合口距离间置空肠缝闭的残端大于2 cm可防止胃壁和空肠残端缺血，避免发生血运不佳导致的空肠残端瘘或食管空肠吻合口瘘；空肠系膜通过结肠系膜造口处应可容纳两指尖以防止间置空肠血管受压。

（二）食管贲门癌切除间置空肠囊代胃术

间置空肠囊代胃术适用于食管贲门癌切除术后残胃小、残胃容积小于原胃容积的1/2、需要补充食物储存功能的病例。间置空肠囊代胃术的关键是空肠囊的制作。

空肠囊制作的手术关键点如下。

1. 制作空肠囊的空肠切取

切取距离十二指肠悬韧带20 cm处及以远35 cm处、长度为15 cm的一段带血管系膜蒂的空肠，经结肠后上提用来制作空肠囊。

2. 空肠囊的制作

将间置的空肠折叠，肠系膜对侧壁贴合，折叠处的根部留有2～3 cm的非贴合空肠壁，用55 mm的直线切割闭合器以两空肠游离缘为起始点进行肠系膜对侧肠壁的闭合切割，形成挂锁状、长约5 cm的空肠囊，非贴合的弓状空肠袢有抗反流及保留血供的作用。

该空肠囊的蠕动功能不佳，也正是迎合其食物储存之功能。

3. 食管–空肠囊端侧吻合

将25 mm的吻合器插入空肠囊，其中心杆自一侧弓状空肠袢的右前壁中份穿出，与先前埋入食管腔内的钉砧头结合，完成食管–空肠囊端侧吻合，固定空肠袢、食管于膈肌脚及正中弓状韧带上，以防止食管回缩至纵隔内。

4. 残胃–空肠囊端端吻合

行残胃断端–空肠囊端端吻合时，应用阿伯特–伦勃特方法（层加浆肌层吻合术）或直线闭合器三角吻合均可。

5. 空肠–空肠端端吻合

最后行结肠下两空肠断端的端端吻合时，或切除10 cm长的牺牲肠管后予空肠–空肠端端吻合，完成全部消化道完整重建，一般无须行幽门成形术。

四、食管贲门肿瘤行全胃切除空肠代食管手术

（一）手术适应证和禁忌证

（1）食管癌行全胃切除空肠代食管手术适合于颈段食管癌、喉癌侵及食管，同时伴有既往胃切除、结肠切除或结肠广泛疾病的病例。

（2）全胃切除空肠代食管手术适合于近端胃肿瘤和胃底贲门肿瘤切除、胃

肿瘤侵及胃小弯1/2以上，需要D2淋巴结清扫的患者。

（3）禁忌于曾做过空肠切除、因炎症或手术导致广泛腹腔粘连的患者。

（二）食管贲门部肿瘤全胃切除、胰体尾切除、脾切除术

食管贲门部及胃底肿瘤已侵出浆膜面，或已侵及胰体尾，或脾门及脾动脉干有淋巴结转移，可行全胃切除、胰体尾切除、脾切除。

1. 手术流程

全身麻醉成功后取平卧位，上腹部正中切口入腹。以纱布垫垫脾，切断脾结肠韧带，剥离结肠左曲部，切断融合筋膜及脾肾韧带，切除胰腺体尾部及脾脏，游离十二指肠，同时清扫第十六组淋巴结，距离幽门以远2 cm切断十二指肠并包埋残端。清扫胰腺上缘第八、九、十一、十二组淋巴结，游离大网膜同时清扫第五、六组淋巴结。切断胃网膜右动静脉，切断肝胃韧带及肝十二指肠韧带，切断胃右动静脉，切断胃左动静脉同时清扫第七组淋巴结，切断食管，置入吻合器钉砧并以荷包线结扎固定。完整切除包括食管、胃、胰体尾、脾、大网膜的手术标本，行消化道重建，完成手术。

2. 手术关键点

（1）手术切口选择。可先行左胸部切口，切开膈肌入腹探查，决定行食管贲门肿瘤全胃切除、胰体尾切除、脾切除后，再向下延伸切口为胸腹联合切口或另行腹部正中切口，也可直接行腹部切口完成手术。采取从左到右的顺序完成手术。

①全胃切除、胰体尾切除、脾切除术可经腹部正中切口，对于肥胖、上腹腔较深的患者，可采取人字形腹部切口（"奔驰"切口）。

②如肿瘤侵及食管达3 cm以上，可采取胸腹联合切口、腹部切口加胸部切口，患者采取右半卧位或右侧卧位，经胸游离处理脾、胰体尾、结肠左曲、左肾较为便利。

如采取胸腹联合切口，在关闭胸膜腔时宜放射状切除上下两肋之间的肋弓，使关胸平整。

（2）处理脾胃韧带及脾结肠韧带时，应使用纱布垫将脾垫起上提，以免脾

撕裂。如脾不慎撕裂，切勿慌张，可使用4-0号无损伤缝线加垫片褥式缝合，结扎时切勿用力，以免发生缝线切割，以达到止血为度，通常均可达到止血效果。

切断脾结肠韧带之后，在大网膜、肾筋膜、结肠系膜的融合处开始分离，将大网膜和结肠系膜从肾筋膜上分离出来。

（3）助手应用科克尔手法将十二指肠轻轻提起，沿游离间隙将十二指肠及胰头部向右牵拉，探查清扫第十六组淋巴结（腹主动脉周围）。游离十二指肠还有利于网膜囊的完整切除。

（4）在结肠系膜的前叶、后叶之间游离至胰腺下缘时，可自然地进入胰后间隙，与从脾左上方游离的间隙相接续。脾及胰腺后方均为胚胎期胃背系膜与体壁之间形成的间隙，为疏松结缔组织。偶尔发现有左侧肾上腺发出的1~2支细小血管可以予以结扎切断，游离操作一定要找对解剖层面，在自然分界层面分离容易且可减少副损伤和减少出血。

（5）自十二指肠的左侧游离胰前筋膜同时清扫第十七组淋巴结（胰头前），切断胃网膜右静脉，切断胰体尾部实质内的胰横动脉向大网膜后叶发出的4~5支胰下动脉。游离胰前筋膜达胰腺上缘时可清楚显露肝总动脉及脾动脉。

（6）向上翻转大网膜及胃，显露十二指肠后壁。分别在根部切断胃右动脉、十二指肠后动脉、十二指肠上动脉、胃网膜右动脉。十二指肠后动脉与周围脂肪的颜色相近，切断处理时宜格外小心，以免发生意外出血。

（7）也可以在切开小网膜及肝十二指肠韧带后处理切断相应血管。通常在幽门的正上方胃小弯侧可见无血管区域，首先由此切开。在紧贴十二指肠上壁切断十二指肠上动脉，显露胃十二指肠动脉，逆向寻找肝总动脉、肝固有动脉及于其腹侧交叉走行的胃右静脉、胃右动脉，分别切断胃的血管，同时清扫幽门上淋巴结。

（8）仔细切断由胰腺实质上缘向第八组淋巴结及第十一组淋巴结发出的小动脉，一旦这些小动脉断端回缩入胰腺实质内，止血将非常困难。清扫第七、八、九、十一、十二组淋巴结，注意保护脾动脉深面的脾静脉。切断胃左静脉、胃左动脉。也可向下切开膈肌右脚到达腹腔动脉根部，清扫第九组淋巴结。

（9）在脾外侧2 cm处切开脾外侧腹膜、融合筋膜及脾肾韧带，将脾脏和胰腺尾部向右上翻转，同时清扫相应部位的淋巴结。

如将左肾及肾上腺向右翻转可暴露腹主动脉、下腔静脉，并同时清扫相应部位的淋巴结。此操作注意保护左肾上腺，切勿损伤。

（10）在肠系膜下静脉汇入脾静脉处的左侧切断胰腺。此操作需注意胰腺血管和胰管应分别结扎处理，以免发生胰瘘。

（11）清扫腹腔干周围淋巴结，找到脾动脉起始部并双重结扎切断，行脾切除，同时清扫相应部位淋巴结。

（12）距离幽门以远2 cm切断十二指肠并包埋残端，游离食管贲门部并切断食管，腔内置入25 mm吻合器钉砧头。完整切除包括部分食管、胃、胰体尾、脾、大网膜的手术标本。

（13）如肿瘤侵及食管下段，可于腹腔向上清扫食管周围下纵隔淋巴结。

（三）食管贲门部肿瘤全胃切除、胰体尾切除、脾切除、胆囊切除术

食管贲门部肿瘤全胃切除、胰体尾切除、脾切除、胆囊切除术由阿普尔比（Appleby）在1953年提出。

该术式为更彻底地清扫第二组淋巴结而切断腹腔干的根部及切除周围淋巴结，或肿瘤侵及腹腔干或肝总动脉，适合于术中意外切断腹腔干而无法修复者，禁忌于肝硬化或肝功能不全的患者。

手术解剖基础：胃十二指肠动脉从肝总动脉发出后，在幽门下方发出胃网膜右动脉，沿途发出胰十二指肠后上动脉，走行于幽门与胰腺之间。胃十二指肠动脉向下延伸为胰十二指肠前上动脉。胰十二指肠下动脉从肠系膜上动脉发出后，经肠系膜上静脉的后方行向右上，分为前、后两支，分别与胰十二指肠前上和后上动脉吻合。

当切断腹腔干后，肝脏的血供来源于肝固有动脉，肝固有动脉血由肠系膜上动脉通过胰十二指肠后上动脉与胰十二指肠下动脉之间吻合支的逆向血流供应。

手术的严格要求：切断腹腔干根部后，必须在肝总动脉发出胃十二指肠动脉之前切断，保护好胃十二指肠动脉–肝固有动脉的连续性和完整性，必须切断肝固有动脉发出的分支，如胃右动脉，以免发生冠状动脉窃血；该手术的肝脏血流通常低于肝总动脉，术后很可能发生胆囊缺血坏死，故常规切除胆囊，且可避免胆囊冠状动脉窃血，但通常不会引起肝脏缺血坏死。（正常情况下，

肝脏有双重血液供应。肝动脉是肝脏的营养血管，其血流量占肝全部血流量的20%~30%，压力较门静脉高30~40倍；门静脉是肝的功能血管，其血量占肝血供的70%~80%，其血液富含来自消化道及胰腺的营养物质。两者流经肝脏最后汇合为肝静脉进入下腔静脉）

手术方法及流程基本与食管贲门部肿瘤全胃、胰体尾、脾切除相同，不再赘述。

（四）食管贲门部肿瘤全胃切除、脾切除术

食管贲门部及胃底肿瘤未侵出浆膜面，未侵及胰腺，脾动脉干无明确淋巴结转移，施行预防性根治Ⅱ式手术（R2），可行全胃、脾切除。

胰腺周围淋巴结分布在脾动静脉周围的结缔组织内，胰腺实质并无淋巴结转移，胰腺转移几乎均为直接浸润，是保留胰腺行全胃、脾切除的理论依据。

1. 手术流程

全身麻醉成功后取平卧位，上腹部正中切口入腹，以纱布垫垫脾，切断脾结肠韧带，剥离结肠脾曲部。切断融合筋膜及脾肾韧带，于脾门部切断脾动静脉。游离十二指肠，同时探查清扫第十六组淋巴结，距离幽门以远2 cm切断十二指肠并包埋残端。清扫胰腺上缘第八、九、十一、十二组淋巴结，游离大网膜，同时清扫第五、六组淋巴结，切断胃网膜右动静脉。切断肝胃韧带及肝十二指肠韧带，切断胃右动静脉。切断胃左动静脉，同时清扫第七组淋巴结，切断食管置入吻合器钉砧并以荷包线结扎固定。完整切除包括部分食管、胃、脾、大网膜的手术标本，重建消化道，完成手术。

2. 手术关键点

手术步骤与全胃切除、胰体尾切除、脾切除术类似，不同点如下。

（1）在结肠系膜的前叶、后叶之间游离至胰腺下缘时，转向胰前筋膜进行游离，而非进入胰后间隙。切断胰腺下缘体尾部实质内的胰横动脉向大网膜后叶发出的4~5支胰下动脉。游离胰前筋膜达胰腺上缘时可清楚显露肝总动脉及脾动脉。

该术式仅保留胰腺组织，完全切除胰腺周围的结缔组织、血管、神经、淋巴

组织、被膜等。

（2）清除胰腺后组织，胰腺下缘结缔组织很薄，通常无淋巴结，将覆盖在脾静脉的被膜切开剥离即可。在近胰尾部或脾门处切断脾静脉，因脾静脉、胰腺之间无淋巴结，故可保留较长的脾静脉，同时有利于胰腺的血运。

在近胰尾部或脾门处切断脾动脉，也可在根部切断脾动脉，在胰腺上缘清扫脾动脉周围的第十一组淋巴结。操作过程中有必要切断胰大动脉及胰尾动脉，以免出血。

（五）食管贲门部肿瘤单纯胃全切除术

单纯胃全切除术适合于ⅠA期、ⅠB期肿瘤，伴有胃内多发病灶，或侧向发育型肿瘤（laterally spreading tumor,LST）。侧向发育型肿瘤最先由东京医学院工藤进英提出，过去因其形态特殊曾称为匍匐样肿瘤和结节聚集型肿瘤，由于该肿瘤极少向胃肠壁深层垂直侵犯，主要沿黏膜表面呈侧向浅表扩散，故称之为侧向发育型肿瘤。

1. 手术流程

全身麻醉成功后取平卧位，上腹部正中切口入腹，以纱布垫垫脾，切断胃脾韧带及胃结肠韧带，切断胃短动脉及大网膜，清扫胰腺上缘第八、九、十一、十二组淋巴结。游离大网膜，同时清扫第五、六组淋巴结，切断胃网膜右动静脉。在幽门正上方无血管区切断肝胃韧带及肝十二指肠韧带，切断胃右动静脉，游离十二指肠，距离幽门以远2 cm切断十二指肠并包埋残端。切断胃左动静脉，同时清扫第七组淋巴结。切断食管置入吻合器钉砧并以荷包线结扎固定。完整切除包括部分食管、胃的手术标本，重建消化道，完成胃全切除术。

2. 手术关键点

手术步骤及顺序与胃全切除术、脾切除术有共同之处。

（1）处理脾胃韧带及胃结肠韧带时使用纱布垫将脾垫起上提。

（2）胃角对缘的大网膜一般无粘连，故游离胃结肠韧带宜从此部位开始，距离根部2 cm切断胃网膜右动脉向大网膜发出的分支，逐渐向左侧切断游离。因脾上极的胃脾韧带较短，且空间有限，故自脾下极游离切断胃脾韧带较为安全和方便。

胃结肠韧带实质是大网膜的前叶片，并非完整切除网膜囊，而是切除网膜囊的部分前壁。

（3）下拉食管显露食管下段或清扫下纵隔淋巴结时，结扎右三角韧带防止胆漏并向右前牵拉，向腹侧切开食管裂孔便于手术操作。

（六）进一步扩大胃全切除术

切除范围除全部胃、大网膜、胰体尾部、脾之外，依次扩大切除横结肠及其系膜、左侧半肝脏、左肾上腺及左肾、下段食管等。

（七）胃全切除术后行空肠消化道重建

1. 手术流程

胃全切除术后，于中结肠动脉右侧切开横结肠系膜，由此上提空肠，保持松紧适宜，切断空肠，行食管-空肠Roux-en-Y吻合，空肠-食管吻合口距空肠-空肠吻合口（Y脚）的距离宜大于40 cm，缝闭腹腔，完成手术。

2. 手术关键点

（1）空肠-食管腹腔吻合：①全胃切除后，于中结肠动脉的右侧切开结肠系膜，上提空肠使其宽松适度。在拟吻合处的头侧6 cm切断空肠及其系膜，两断端分别游离系膜2 cm，以便下一步手术操作。

如此操作可最大限度地减少切除肠管的长度，也可保证空肠-食管吻合口与空肠-空肠吻合口（Y脚）之间的距离大于40 cm，以防止碱性消化液反流。

②食管-空肠端侧吻合时过度牵拉空肠可致术后吻合口狭窄。

吻合口处的空肠两侧壁及后壁1.5 cm距离向上翻转缝合包埋食管后壁可抗反流。

③食管-空肠行端侧吻合后，空肠缝闭时对系膜缘切除大于系膜侧20°～30°角，保证吻合口及缝闭端最佳血供，残端包埋。

④在距离食管-空肠吻合口40 cm处行空肠-空肠端侧吻合，在上提空肠的对系膜缘切开1.0～1.5 cm切口置入钉砧头并进行荷包缝合固定，断端空肠置入吻合

器，与钉砧头结合完成空肠-空肠端侧吻合。最后闭合空肠断端。

⑤全胃切除术中游离胃后壁，如疑有胰腺损伤，在胰尾附近可能发生胰瘘处行持续冲洗引流。

⑥逐层关闭腹腔，完成全部手术。

（2）空肠-食管胸腔吻合：①全胃切除及食管下段切除，在胸部进行消化道重建可采取Roux-en-Y吻合。距离十二指肠悬韧带以远20 cm切断空肠，近断端置入吻合器钉砧头，远断端闭合并包埋。

通常在肠系膜根部、肠系膜上动脉小肠侧切断第2～3支空肠动脉血管及其系膜，经膈肌食管裂孔路径上提至与胸部食管吻合水平，行食管-空肠吻合。

距离十二指肠悬韧带15～20 cm切断空肠，于肠系膜根部切断第2～3支空肠动静脉，将空肠上提至与胸腔内食管拟吻合水平，行食管空肠吻合术。

②距离远侧断端25 cm处在系膜对侧纵向切开肠壁2 cm，向下送入吻合器与十二指肠悬韧带以远20 cm空肠断端进行端侧吻合，退出吻合器。再从该切口向上送入吻合器中心杆，从距离上提空肠闭合部3～4 cm的空肠系膜对侧肠壁穿出并与食管进行吻合，退出吻合器，缝合关闭该空肠切口，完成消化道重建。

如此先行足侧空肠端侧吻合，后行头侧食管空肠的端侧吻合，操作便捷。如反之，先行头侧食管空肠的端侧吻合，后行足侧空肠端侧吻合，向足侧空肠置入吻合器时由于肠壁切开处以上的手术空间有限，会给操作带来不便，且操作过程中容易导致食管空肠端侧吻合口的撕裂。

如在腹腔镜下操作，为准确测量目标肠管的靶点与十二指肠悬韧带之间的距离或肠管的长度，可用10 cm长的乳胶管测量并做标记。如全胃切除行空肠代食管Roux-en-Y吻合术，可在距十二指肠悬韧带20 cm处切断空肠，近端置入吻合器钉砧头，远端闭合并包埋。距远闭合端20 cm以远切开空肠对系膜侧，向足侧置入吻合器至20 cm与空肠行端侧吻合，再更换另一吻合器向头侧置入20 cm与食管钉砧吻合，如此即可保证两个吻合口相距40 cm。如先吻合食管端，则由于操作空间有限，反向行空肠-空肠端侧吻合十分困难。

③行食管-空肠Roux-en-Y吻合，从上提空肠的远断端插入吻合器20 cm与食管行端侧吻合，该远断端置入吻合器钉砧并以荷包线固定。距离食管空肠吻合口以远30 cm处切开2 cm切口，并插入吻合器至上方10 cm处，与远断端空肠吻合。再重新插入吻合器向下至10 cm处与空肠近断端吻合，最后缝闭空肠切口。

（3）空肠–食管颈部吻合：①食管全胃切除术中行空肠食管在颈部吻合术需要先期切断第2～3支小肠动脉静脉的主干，如必要可继续切断第4支小肠动脉静脉的主干，通常可轻松将空肠上提至颈部。

②空肠自结肠后上提至颈部，为保证上提空肠的最短路径和适宜的松紧度，应将膈肌脚向腹侧切开重建膈肌裂孔，确保空肠及其系膜通过重建膈肌裂孔时宽松适度，并将移植空肠固定于重建的膈食管裂孔。

③游离的空肠通常可经结肠后、后纵隔或胸骨后路径，在上纵隔或颈部行食管空肠吻合术。游离肠管无论采取何种路径吻合，其路径一定要宽松，切勿扭转。

如对上提的空肠血运不确定，可在颈部行血管吻合，也可选择胸骨前皮下通道，于颈部行空肠造口及食管造口，观察两周后再进行二期吻合手术。

④切断上提空肠供血管的一级血管弓中央的系膜部分，保留二级血管弓，以利于空肠的伸直延长。如必要可通过切断主干的下一主干支来增加上提空肠的长度。

在切断空肠系膜血管之前，有必要夹闭阻断15分钟，观察靠近肠管游离端血管的搏动，再切断血管，这样较为稳妥。

3. 其他消化道重建方法

可采取间置带血管蒂结肠分别与食管及空肠吻合。

第五节　纵隔手术

纵隔（mediastinum）是两侧胸膜之间、胸骨之后、胸部脊柱之前的一个间隙，下为膈肌，上与颈部相通连。纵隔内有心包、心脏及胸内大血管、气管、食管、胸腺、迷走神经和膈神经、淋巴结和淋巴管及一些结缔脂肪组织。在放射诊断和临床中，常从胸骨角至第四胸椎平面划一虚线，将纵隔分为上、下两部分。上纵隔以气管为界，其前为前上纵隔，其后为后上纵隔。下纵隔较宽于上纵隔，又常分为前、中、后三部分，但其间并无具体分界线（图3-6）。纵隔通过深筋膜深层与颈相通，又通过主动脉、食管及下腔静脉孔与腹膜后间隙相通，故当纵隔有感染、气肿、出血时，可由纵隔蔓延至颈部和腹膜后组织，颈部脓肿亦可由颈部深筋膜层蔓延至纵隔。

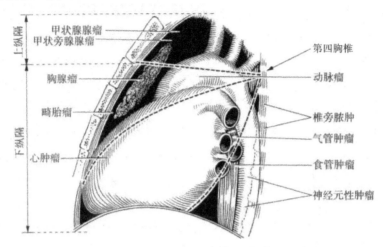

图3-6　纵隔解剖和常见肿瘤的分布

一、前纵隔切开术（胸骨正中劈开术）

（一）手术适应证

（1）胸腺瘤、胸内甲状腺肿及其他前纵隔内肿瘤。

（2）心脏、大血管手术。

（3）某些肺脏手术，如双侧肺大泡切除术、多发性双侧肺转移灶的切除等。

（二）麻醉

静脉复合麻醉，气管内插管。

（三）体位

患者仰卧位，在背部肩胛间放一小枕，使颈项稍向后仰。

（四）手术步骤

（1）切口及劈开。自胸骨切迹稍下方，向下做一稍偏离正中线的弧形切口，在剑突处返回中线并向下切至剑突下4 cm。如仅需劈开部分胸骨，切口可酌情减短。分离皮瓣，沿胸骨正中线切开胸骨膜和腹白线。切除剑突，分离胸骨下端膈肌附着点，用长钳自剑突后缘向上分离胸骨后面的疏松结缔组织，由胸骨柄的上缘探出。用电锯或风动锯自下而上纵行劈开胸骨（若无电锯可用胸骨刀代替）。不需完全劈开胸骨，可按需要自胸骨柄上缘向下部分劈开，再将其横断。此时需注意防止左右胸廓内动脉的损伤出血。胸骨髓腔用骨蜡填塞止血，胸骨膜以电凝止血。用纱布垫护盖胸骨断面，以肋骨牵开器将两侧胸骨断缘撑开。

从中线剪开纵隔浅层蜂窝组织，向两侧推开胸膜反折，扩大前纵隔的显露。推开胸膜时，注意避免撕破，一旦撕破，可用细丝线修补。左头肱静脉斜越上纵隔，注意勿损伤，根据术前手术设计进一步完成各种手术。

（2）缝合。缝合前纵隔面需仔细止血。若胸膜破口大无法缝合修补时，可让其开放并扩大，在相应的胸腔安放闭式引流。如胸膜完整，则在原切口下侧方做一截口，置一橡皮管引流，经剑突下或胸骨旁入前纵隔。对劈开的胸骨，以不锈钢丝3～4根缝合，将胸骨断面拉拢拧紧，钢丝结头倒折埋入软组织中。最后缝合骨膜、胸肌筋膜和皮肤。

（五）术后处理

（1）采用半卧位，以利引流。

（2）用胸带包扎胸部，以减轻疼痛，利于咳嗽、排痰。

（3）36～48小时后拔除前纵隔引流管。

二、纵隔肿瘤切除术[①]

纵隔肿瘤（mediastinal tumor）的种类很多，但各有其较固定的好发部位，如前上纵隔最常见的是胸腺瘤、胸骨后甲状腺肿，畸胎瘤常位于前纵隔，纵隔神经源性肿瘤、气管支气管囊肿及肠源性囊肿多见于后纵隔，中纵隔常见的有淋巴瘤、心包囊肿、支气管囊肿。

（一）手术适应证

原发性纵隔肿瘤不论良性或恶性，只要没有明显的远处转移和呼吸循环功能不全，都应及早手术，争取摘除肿瘤，以明确诊断和续以合理的治疗。恶性淋巴

[①]翁平雄. 微创胸腔镜手术治疗纵隔肿瘤患者的效果[J]. 医疗装备，2020，33（20）：99-100.

瘤或肿瘤已侵犯食管、气管、大血管、喉返神经者，为手术禁忌证。

（二）术前准备

（1）与一般胸内手术基本相同，术者应熟悉肿瘤邻近部位重要脏器的解剖，防止意外发生。

（2）对胸腺瘤并发重症肌无力的患者，需与内科医师密切配合，术前使用能控制症状的维持剂量抗胆碱酯酶药，如溴吡斯的明。术日早晨加用一个剂量，保证患者安全度过麻醉诱导关。术前一小时肌内注射阿托品0.5 mg。

（三）麻醉

静脉复合麻醉，气管内插管。对重症肌无力患者，麻醉中禁用氯化琥珀胆碱、箭毒等肌肉松弛剂。

（四）手术切口

应选择暴露好、创伤小、便于采取应急措施的手术切口。多数纵隔肿瘤偏居一侧，前纵隔肿瘤通常选用相应侧的前外侧开胸切口，后纵隔肿瘤则选用后外侧开胸切口。双侧性前纵隔肿瘤宜采用正中劈胸骨切口。对于胸骨后甲状腺腺瘤，如紧靠颈部，则采用颈部横切口，必要时采用颈胸（部分胸骨劈开）联合切口进行肿瘤摘除。

（五）手术步骤

（1）一般良性肿瘤周围粘连甚少，切开纵隔胸膜，钝性剥离、结扎来自纵隔的血管后，大多数可以成功摘除。若肿瘤基底位置较深，或与心脏、大血管粘连紧密，应十分小心地在被膜内剥离，避免损伤主动脉、头肱静脉或其他血管。如畸胎瘤瘤体较大，显露困难，实质瘤可以分解切除，皮样囊肿则可切开囊腔，清除部分内容物，在被膜内直视剥离。

（2）后纵隔以神经性源肿瘤居多，肿瘤多数与神经相连，术中应避免过度牵拉损伤神经。对呈哑铃状生长的肿瘤，如有可能，应与神经外科医师协作，先切除椎管内肿瘤，再切除胸内肿瘤。若无此条件，只能在椎孔外的蒂部结扎切除，手术时勿使其营养血管缩回椎管内，以免出血形成血肿引起截瘫。

（3）纵隔囊肿几乎全属良性，分离多不困难。支气管源性和食管源性囊肿易与支气管或食管相交通，如有感染，则粘连较重，增加了剥离的困难。这时可将囊肿切开，吸尽囊内液体，然后将手指置于囊内为引导，以助解剖切除肿瘤。

手术完毕后，自气管插管内加压，仔细检查纵隔内气管、支气管有无损伤漏气，如发现损伤，应给予缝合修补，并以邻近胸膜覆盖缝合。

（4）经肋间常规安放胸腔闭式引流，关闭胸腔前，尽量使肺复张。

（六）术后处理

（1）一般与其他胸腔内手术相同。

（2）胸腺肿瘤切除患者，术后必须密切观察，服用维持量的溴吡斯的明。准备气管插管及气管切开。重症患者需与内科医生配合。

三、纵隔引流术

对于气管、支气管或食管损伤后出现的明显纵隔气肿、纵隔感染或脓肿形成，需做纵隔引流术（mediastinal drainage）。手术前，对感染的来源、部位或脓肿位置必须做到准确定位。

前纵隔引流术：用 0.5% ~ 1.0% 普鲁卡因溶液局部浸润麻醉。在胸骨柄上缘做 3 ~ 5 cm 长弧形横切口，在胸锁乳突肌前缘之间切开颈阔肌，剪开气管前筋膜，伸入手指向下钝性分离间隔，排出脓液。然后置入多孔橡皮引流管，接负压吸引，切口用油纱布疏松填塞。置管 2 ~ 3 天改用油纱布填充，逐步取出，伤口自行愈合。

如果脓腔位置在主动脉弓下，必要时也可选胸骨旁引流。切除一段肋软骨，从胸膜外伸入脓腔内，排出脓液后置引流条。此途径易损伤血管，不常采用。

后纵隔引流术：在预定部位，以普鲁卡因局部浸润麻醉。沿椎旁做直切口，切除相应肋骨（由肋骨结节至肋骨角）。沿脊柱旁做试探性穿刺抽脓，在脓液抽出处分离壁胸膜，切开脓肿，吸净脓液，并放置引流。如脓肿破入胸膜腔，按脓胸处理，做肋间胸腔闭式引流。

第六节　胸膜及其他手术

一、胸膜腔引流术

（一）胸膜腔穿刺术

1. 肋间应用解剖

肋沟内血管、神经干自上而下走行，由上而下的排列顺序为肋间静脉、肋间动脉、肋间神经。血管、神经干到肋角处分出侧副支，侧副支由上而下的排列顺序也是肋间静脉、肋间动脉、肋间神经。故肋角前穿刺在两肋之间，肋角后穿刺在肋骨上缘。

2. 治疗关键点

（1）理论上，气胸时肺压缩在25%以上行抽气，但临床上肺压缩不超过35%且不继续加重，则可通过吸入高浓度氧气来促进气胸的吸收，其病程可缩短1周左右。其原理为气胸之气体主要为氮气，通过吸入高浓度氧气，利用浓度梯度原理促进胸内氮气吸收。

（2）如穿刺出气体中带泡沫样血，可能为肺被刺破，无须特殊处理。如穿刺出红色可疑血液，则观察是否凝固，及时退针，并密切观察，一般不至于发展为持续的活动出血。

（3）出现包裹性积液时，可根据肺CT及查体听诊语音震颤判定并标记包裹性积液区域。

穿刺针尖指向患者的胸壁侧或针尖斜面朝向肺表面，如此针尖进入胸腔后贴近胸壁，不易伤及肺组织。

（4）如有胸膜反应、血管迷走性晕厥或单纯晕厥时应及时退针，嘱患者平卧，密切观察，重者可用肾上腺素1 mg静注。

（5）如误入胸腔、胃，应及时退针，一般不至于发生胸腔感染。

（6）一次性抽液勿超过1000 mL。如肺压缩50%以上，穿刺抽气或抽吸胸腔积液前5分钟应给予地塞米松5 mg肌注，以防止发生复张性肺水肿。

肺萎陷时间越长，发生复张性肺水肿的可能性越大，复张性肺水肿在肺复张后几分钟至几小时出现症状，且可出现影像学表现。

（7）对于年老及肺气肿、肺纤维化较严重的病例，因其肺功能处于临界状态，即使出现肺压缩20%的气胸或少量胸腔积液，症状也会很明显，需要及时处理。

（8）自体血胸腔内注射适用于自发性气胸或术后发生肺泡胸膜漏的患者，输注生理盐水与自体血比例为1：（1~2）的患者自体血可促进胸膜粘连，不失为可取的办法。

（二）胸膜腔肋间引流术

1. 胸壁应用解剖

壁胸膜血供来自肋间动脉及肌膈动脉，脏胸膜血供来自支气管动脉系统。壁胸膜分为肋胸膜、膈胸膜、纵隔胸膜及胸膜顶，壁胸膜感觉敏锐，其神经支配主要包括膈神经及肋间神经，局部麻醉手术或置管时应尽可能避免接触或激惹壁胸膜及纵隔，以免引起严重的疼痛。

2. 胸膜腔肋间引流术关键点

（1）肺压缩50%以上则考虑放置引流管。胸腔引流管内径最好为0.6 ~ 1.0 cm，如内径过细（深静脉穿刺针），则即使是少许液体也易导致引流不畅。注意侧孔要插入胸腔2 ~ 3 cm，胸腔引流管长度大于90 cm，因咳嗽时胸内负压可达 –60 cmH$_2$O（1 cmH$_2$O=0.098 kPa），一般床高 60 cm，胸壁切口距床平面通常为 10 ~ 20 cm。

（2）胸长神经走行与腋中线近乎重叠，支配前锯肌，损伤后会导致翼状肩，故最好在腋中线与腋后线之间进行置管，以免损伤胸长神经。

术中如肋间血管损伤出血，可放入胸腔引流管，通常在胸腔引流管压迫下可自行止血，如不能止血可扩大切口，寻及出血部位，缝扎止血，实在不行宜果断行剖胸手术止血，切勿抱侥幸心理。

如出现肺实质损伤出血，多能自行止血。

如误入腹腔，应密切观察，另行放置胸腔引流管。如腹腔脏器损伤，按腹外伤原则处理。

如出现复张性肺水肿可给予地塞米松及利尿剂治疗。

（3）老年患者皮肤松弛，皮下组织薄，为防止脱管，胸管固定缝合线宜缝在相对固定的胸壁肌肉浅筋膜上，切勿只缝合皮肤及皮下组织。

另外，皮肤缝线结与胸管固定线结之间不宜过长，约为胸管直径的2/3为佳，也是防止脱管的有效措施。

（4）重症先天性膈疝的新生儿置入胸腔引流管时，水封瓶切勿接负压吸引，以防膈疝的复发。

（5）对于创伤性血胸的治疗决策选择行剖胸手术还是单纯行胸腔闭式引流术，医师一定要在仔细询问病史和仔细查体后，进行综合评估再确定。

①了解受伤至接受X线检查的时间段与该时间段内胸腔内积血量、利器损伤还是钝器损伤、利器的长短、创口在胸壁的具体位置及是否进入胸腔、皮缘的方向及可能伤及的组织器官、一般状况及生命体征等。

②一定要了解患者受伤当时可能的情绪及血压状况，如患者是否在有思想准备的情况下受伤、情绪是否激动、目前情绪是否平复等。

如果患者是在情绪激动、饮酒及有思想准备等情况下受利器伤，目前情绪已经平复，生命指标平稳，X线检查胸腔内积血量为中等左右，则该积血为受伤当时所致，目前不会有大的出血，行胸腔闭式引流术即可。但是一定要与患者及其家属交代病情，也存在剖胸手术的可能。

（三）胸膜腔肋床引流术

胸膜腔肋床引流术适用于脓胸脓液黏稠者，以及脓胸伴支气管胸膜瘘、慢性脓胸一般状态较差、不适宜剖胸手术者。

手术需要全身麻醉，切口长5～6 cm，剪除长4～5 cm肋骨，切开肋床及壁胸膜，手指钝性分离脓腔分隔，放置内径1 cm有侧孔的胸腔引流管，侧孔插入脓腔2～3 cm。

二、乳糜胸胸导管结扎术

胸导管长30～40 cm，直径约3 mm，腔内均可出现瓣膜，以左静脉角处最为恒定。胸导管通常以单干型多见，少部分可有双干型、分叉型和左右位胸导管。

胸导管通过6条淋巴干和某些散在的淋巴管收集两下肢、盆部、腹部、左肺、左半心、左半胸壁、左上肢和头颈左半部的淋巴液，占全身淋巴液的3/4。

（一）胸导管局部解剖

胸导管起于第一腰椎前方膨大的乳糜池，由左、右腰干和肠干汇成，向上穿过膈肌的主动脉裂孔进入胸腔，在食管后方、脊柱的前方、主动脉与奇静脉之间上行，至第五胸椎附近向左侧偏斜进入左侧纵隔，从食管后方转向左侧向前出胸廓上口，至颈根部呈弓状平第六至第七颈椎高度，绕左锁骨下动脉的后上方弯向左侧注入左静脉角[①]。

（二）胸导管应用解剖

（1）胸导管在右侧下胸部、膈上5 cm以内的部位较固定，易寻及。

（2）胸导管在左胸的主动脉弓上方、食管上三角区域、左锁骨下动脉后侧、食管左侧、纵隔胸膜右侧走行进入颈部，在颈根部越过颈动脉鞘后，弓向前，汇入静脉角。

（3）根据胸导管走行，气管隆嵴以下部位胸导管损伤会造成右侧胸腔积液，气管隆嵴以上部位胸导管损伤会造成左侧胸腔积液。根据是哪一侧的胸腔积液可以判断胸导管损伤的部位，进而有目的地进行处理。

（4）因淋巴液为碱性，不适宜细菌生长，有着抗菌作用，故乳糜胸绝大多数无胸腔内感染。

（三）乳糜胸的治疗关键点

（1）如确定为胸导管瘘，保守的方法应禁食，早期给予肠外营养，给予生长抑素连续静脉滴注1周。

（2）如每日引流大于1000 mL持续1周以上，或每日引流大于500 mL持续2周以上，应行手术处理。有学者统计，估计每日每千克体重乳糜样胸液量大于等于13.6 mL，保守治愈的可能性低。反之，如每日每千克体重乳糜胸液量小于13.6 mL，保守治疗一般均可自愈。

---

① 吴卓鹏，杨劼. 胸外科手术后继发乳糜胸的防治[J]. 岭南现代临床外科，2021，21（06）：688-693.

（3）如拟行胸导管探查手术，可于术前2~3小时口服或经胃管注入高脂饮食，如牛奶，或亚甲蓝染色的高脂饮食100~200 mL，便于术中发现胸导管损伤部位，可在膈肌上5 cm处结扎胸导管，此处胸导管比较固定。

（4）对分离或切断可能存在胸导管的组织，可以使用超声刀，因超声刀可较好地封闭淋巴管，可有效防止淋巴管瘘的发生。

食管手术游离食管时，乳糜漏常发生于胸导管纵隔右侧向左侧横过的气管隆嵴部位，此处游离食管时切记要紧贴食管游离，不要过度牵拉食管，以免损伤胸导管。

如肺手术出现胸导管瘘，手术时可将膈上食管悬吊游离，便于寻找胸导管。可在膈上奇静脉与主动脉之间、食管后方用小直角钳翻转将所有组织结扎或缝扎2~3道。

如果找到破口，在破口两端缝扎更好。缝扎后观察胸导管是否继续外漏，如确切缝扎后仍有外漏，可能存在异常胸导管侧支，可在食管床内喷少许医用胶水等粘连剂，促进粘连及破口的闭合。

（5）胸导管结扎术后7天内给予低脂饮食。胸导管结扎术后少数患者可有睡眠呼吸暂停综合征及双下肢水肿，多为一过性，可逐渐自行恢复。

（6）对于肝功能不佳的患者，最好不要结扎胸导管，因结扎后本应该回流至胸导管的约2500 mL/d的淋巴液会经过门静脉回流入肝，增加肝脏负担，尤其对于门静脉高压、食管静脉曲张的患者害处更大。

（7）有的乳糜液漏可以使用介入放射技术栓塞漏口。

第四章 微创胸外科手术的应用

微创胸外科手术是指以视觉为主，依靠眼手协调，以器械操控被切除或重建的组织和器官为主要技巧，必要时以手辅助的小切口胸外科手术。其技术操作是通过胸部的有限切口直视，手术野结合胸腔镜的二维影像辅助，用可重复使用的深部细长器械或一次性器械对靶组织进行切除或重建。它包括了电视胸腔镜手术、纵隔镜手术和影像辅助或不辅助的小切口直视手术及手辅助的电视胸腔镜手术。单纯的影像下操作即所谓电视胸腔镜手术仅为微创胸外科手术的部分，并不代表微创胸外科手术的全部。

微创胸外科源自胸腔镜手术的出现。1910 年，瑞典斯德哥尔摩医院内科教授雅各布斯（Jacobaeus）第一个发表了有关胸腔镜的文章，阐述了胸腔镜在胸外科手术实践中的重要性。20 世纪 50 年代初，胸腔镜开始较多地用于胸膜病变，尤其是结核性胸膜炎的诊断与治疗。随着整个自然科学（麻醉、双腔气管通气、电子成像设备、影像学、远距离操作机械与手工缝合结扎技术等）的发展，微创胸外科得到了强力的推动。微创胸外科的出现给传统胸外科带来了曙光和启示，使人们可以选择更小的切口去完成以前标准大切口才能完成的工作。

微创胸外科经过几十年的发展，其特点在于创伤小、操作难度大、适应证范围有限。虽然科技有了一定的发展，但也并非可以随心所欲，还不能够在胸、心外科的适应证和经济上得到普及，这就迫使微创胸外科与传统胸外科结合，形成了微创胸外科的各种入路。好的技术必须具有先进性、科学性、普及性及实用性，且经济上可行。再先进的技术，得不到普及，也算不上好的技术。

第一节 微创胸外科手术切口的选择

微创胸外科手术是一个概念和理念，是在胸内处理病灶达到与传统开胸同样彻底的情况下，依靠现代科技手段最大限度地减少在胸壁入路所发生的创伤，从而使患者的机体和各系统的功能承受轻微的创伤和损害的手术。也就是说，微创胸外科手术是指相关胸外科手术切口形态相对传统胸外科手术切口小，但并非形态上绝对的小。微创胸外科手术对患者心、肺、肝、肾功能及神经与运动系统所造成的损害从统计学上看微乎其微。

微创胸外科手术的切口其实是一种个性化的切口，这是它与传统胸外科手术标准化切口的最大不同。具体的切口选择根据疾病的自然性质、病变的大小、术者的技巧与技能、所采用的手术方式及患者所能支出的费用等因素而定。

一、常规电视胸腔镜手术的切口

胸腔镜切口和微创伤切口有 2 mm、3 mm、5 mm、11 mm、4~6 cm、6~10 cm、10~13 cm、13~15 cm等。

（一）在设计切口时必须具备的基本观念

（1）第一切口不可以低，以免伤及腹腔内器官。

（2）切口间不能太靠近，以免器械互相碰撞。

（3）内镜切口与器械切口要能平行操作。

（4）通常三个切口呈三角形排列，与病灶呈倒三角形状。

（二）切口位置

第一切口（1~2 cm）：通常在腋中线第六或第七肋间，一般多选择在传统腋中线胸管引流切线上。必须注意的是，胸部X线膈肌位置太高或不清楚时，宁可设置在较高点的肋间，也不可拘泥于传统开胸切线而伤及腹腔器官。胸腔镜手术和胸腔镜辅助微创胸、心外科手术切口通常于手术前置入胸腔镜，探查病灶位置及评估第二及第三切口位置。手术完毕后利用此切口放置胸管。

第二切口（1~2 cm）：通常为腋后线第七肋间，此切口设立后可根据不同情况需要将内镜移至此切口，可更清楚检视整个胸膜腔。另外，也可从第一切口置入传统卵圆钳拨开肺叶探查病灶。术后，此切口（由于处最低位置）有时可用于放胸管，以达到最佳引流效果。

第三切口（1~2 cm）：通常靠近病灶（肿瘤）附近。第三切口位置与第一及第二切口在胸壁上呈三角形排列，并且依照前述的基本观念设置。通常，此切口亦为操作切口，必要时根据需要延伸切口长度。

在进入胸腔之前，应注意术侧肺单侧通气，避免器械进入胸腔过程中损伤膨胀状态下的肺。在进入胸腔之前，还应注意术侧肺有粘连的可能，特别是当穿破胸膜的时候未听到明显的空气进入胸膜的声音，则更应该小心。当有粘连的时候，可用手指探查并钝性分离，或用卵圆钳分离，或开小切口用电刀进行分离，如此逐一打开探查的空间。如果粘连严重，必要时应转行传统开胸手术。

辅助切口（5～10 cm）：常规的胸腔镜手术经常受胸腔内容积、胸内病变性质及操作器械三者的制约无法应用，但在适当的位置加一个5～10 cm的辅助切口（如取第三或第四或第五肋间），既可以将胸腔内容积扩大，方便更多的器械应用，也有利于对恶性的疾病进行符合肿瘤原则的无污染操作，更可以从该切口放入数个手指，为仅具有视觉的胸腔镜技术增添富有实在感的触觉，而且术毕可以完整地取出切除的组织和器官，从而大大扩展了胸腔镜技术的适用领域，构成了微创胸外科。

二、胸腔镜食管手术切口

双腔管全身麻醉后患者取左侧卧位，略向前倾，以使肺脏前倾，尽可能多地暴露出后纵隔和食管床。常规做三个10 mm的切口和一个5 mm的切口，第一切口选择在第八或第九肋间腋后线，第二、三、四切口选择在第六肋间腋前、后线和肩胛骨角后2 cm处，各为10 mm、5 mm和10 mm，第二、三、四切口选择在同一肋间是为了尽可能少影响肋间神经，减少患者的术后不适，必要时做小切口只需要将二、三、四切口连接在一起即可[①]。

三、针型胸腔镜手术切口

针型胸腔镜是1996年才面世的产品，它的直径只有1.7～5.0 mm，与粗的注射器针头的直径相仿。它对机体的损伤如针穿一样，无须缝针。

（一）肺大疱手术切口

在第八或第九肋间髂前上棘水平做一个1.5 cm的第一切口，放入10 mm0°内镜，全面检查胸腔，核实CT所显示的病变或肺大疱的数量，确定切除病变组织

---

①王志华. 微创胸腔镜手术治疗肺癌的疗效观察[J]. 人人健康，2020（14）：207.

的位置和数目。再在肩胛骨下一肋间用穿刺针做穿刺，放入针镜，使肺大疱的病变部位清晰地在监视器上成像。在乳晕的边缘做一个2 mm的穿刺点或5 mm的第三切口，放入2 mm的器械或5 mm器械，提起病灶。第一切口选择如10 mm内镜一样先在第八或第九肋间腋前线处做一个12 mm切口。第二、三切口或穿刺点可根据2 mm或10 mm内镜的定位选择方便操作点做穿刺。针型胸腔镜因切口极小，通常无须缝合，故可按操作要求和方便性随意选择更多的穿刺点。

（二）胸腔积液应用

可选用局部麻醉，根据B超定位，选择胸腔积液最多的一点进针。在套管针处接上三腔接头，一孔进镜，另一孔抽液。在抽出部分胸腔液后，再进针型胸腔镜，观察胸腔内膈肌面和积液腔的情况，将长套管针再推进残留液平面以下，抽出针型胸腔镜，继续在三腔管的另一个孔口抽液。

（三）针镜下肺肿物切除术

选用双腔管复合静脉麻醉，在第八或第九肋间髂前上棘水平做一个15 mm的第一切口，放入10 mm0° 内镜，全面检查胸腔，尽可能按CT定位找出病灶，除非肿物凸出在肺脏表面，否则手指触诊是极为重要和准确的。在病灶附近的前肋做一个10 mm的第二切口，最好选择乳晕的边缘。再在胸骨与第二切口相对称位置放入2 mm的拨开棒和内钳，将肺推到第二切口处，让手指全面触诊，找出病灶。病灶定位后，从第二切口放入内钳提起病灶，再从2 mm的第三切口放入2 mm针镜，使病灶所在的肺组织在监视器上成像，从第一切口放入长内镜钳，在病灶根部做切除前的压榨预定切除线，从第一切口放入直线切割缝合器切除病灶，将肿物放入医用胶袋或手套内，从第一切口提出胸腔送病理。

（四）肺叶切除术

常规VATS肺叶切除术是2～3个1.2 cm的切口加1个5～6 cm的操作口，而使用2 mm的针型手术器械系列，可以保留引流管的1.2 cm切口放套管针置硬镜，其他1～2个1.2 cm的切口，特别是背部的切口可改用2 mm的手术器械做配合和牵引暴露，加做1个5～6 cm的操作小切口进行标准肺门解剖式肺叶切除术，从而减少1～2个切口。

（五）食管癌根治术

常规VATS食管癌根治术是右胸3～6个1.2 cm的切口加颈腹常规切口，右胸切口通常为5个，主要用于食管游离。使用2 mm针型手术器械系列，可以只做2个1.2 cm的切口，一个放硬镜，另一个作为操作器械的入口，放入电灼和钛夹钳以游离食管，其余放牵引器械的切口全部改用2 mm的器械做配合和牵引暴露，这样可以减少1～2个切口。其余操作如常规VATS食管癌根治术。

（六）纵隔神经纤维瘤切除术

先在第八或第九肋间髂前上棘水平做一个1.5 cm的第一切口，放入10mm0°内镜，全面检查胸腔，尽可能按CT定位找出病灶。在乳晕的边缘做一个0.5 cm的第二切口，放入电灼和剪刀，另做2 mm的切口放入2 mm器械，提起纤维瘤的包膜，分出纤维瘤，根部用钛夹钳钳夹。后用电灼切除肿物，改用2 mm针镜从2 mm套管针放入，再从1.5 cm的第一切口放入医用胶袋或手套，将纤维瘤放入其中拉出体外，如肿物较大，可适当延长第一切口。

四、纵隔镜手术切口

目前，由于成功临床应用的胸腔镜技术具有窥视清晰度高、操作精确、方便的特点，已逐渐取代了经左胸纵隔镜检查术。

对于左上叶肺癌，常累及主动脉弓下（第五组）淋巴结和主动脉弓旁（第六组）淋巴结，常规的经颈纵隔镜检查术一直难以进行这些部位的活检。1984年，医学教授金斯伯格（Ginsberg）首先报道采用经颈常规纵隔镜检查后，在左颈总动脉和头肱干之间钝性分离，将纵隔镜再插入主动脉弓上以检查前纵隔和主动脉、肺动脉窗部位的淋巴结，被称为扩大的经颈纵隔镜检查术。

纵隔镜的常规切口：颈静脉窝旁胸骨上窝的胸骨上缘向头侧一横指横切开3 cm。切开皮下组织及颈阔肌，钝性分离并用甲状腺拉钩从正中线左右拉开胸骨舌骨肌及胸骨甲状肌。上腔静脉综合征病例必须结扎和切断该部位的静脉分支。在气管前面发现有怒张的甲状腺下静脉时，需结扎切断。左右分开颈前部肌层，到达喉下方的气管前面的深筋膜（气管前筋膜），锐性切开就到达纵隔镜插入的正确层面。

五、影像辅助或不辅助的小切口直视手术

在术侧预定术后放胸管的下胸部第八或第九肋间做一个 1 cm 的切口，用止血钳撑开胸壁组织直接进入胸腔内，放入 10 mm 的穿刺套管，将胸腔镜放入胸腔内进行探查。该切口在某些手术中也可作为光源的切入点，或可以选择术中做该切口，通过它放入长卵圆钳钳夹肺组织作牵引用，使操作切口仅作主刀的操作进出，减小小切口的使用压力。在第四或第五或第六肋骨上缘，以腋中线为中心，通常以背阔肌前缘为起点做一个几乎为直线的切口，长度为 6 ~ 13 cm，平均约 10 cm，直至腋前线与前胸乳中线的中间为止点，只切开表皮和真皮层。切口的具体长度应取决于所需要切除取出的肺叶标本大小、胸腔的粘连程度、肺裂的发育程度、术者操作熟练程度。

（一）微创胸腺手术

微创胸腺手术一般有半胸骨切开、颈部切口、侧胸部切口及胸腔镜的侧胸壁入路切口。对重症肌无力或较小的胸腺瘤（小于 3 cm），胸腔镜的入路无疑是创伤最小的，而且可以达到美容的效果，但是胸腔镜入路手术需要术者镜下操作的经验比较丰富才能完成。像库伯（Cooper）教授经颈部胸腺切除，创伤也不大，但是美容效果相对较差些。而对某些胸膜粘连或者有胸部手术史的患者，经颈胸腺切除的创伤也许会比经胸腔镜入路会更少。而经胸部的正中切口，操作方便简单，技术含量较低，对于较大的胸腺瘤（大于 4 cm），无疑更具彻底性。

（二）微创肺大疱与肺减容术

微创肺大疱手术有针型胸腔镜入路与常规胸腔镜手术入路及小切口三种入路。单发没粘连的肺大疱选择针型胸腔镜手术切除，对患者可能是一个最佳选择；粘连或多发肺大疱选择常规胸腔镜手术切除，更便于操作；假如对镜下操作不熟练或患者经济状况不好或者病情特别复杂，选用小切口是一个不错的选择。

肺减容术也有胸腔镜和常规开胸两种手术入路切口。对于需要双肺减容而且不能耐受长时间麻醉的患者或者双肺粘连明显的患者选用正中切口可能对完成手术较为有利；对肺大疱同时需要单肺减容或者双侧胸腔没有粘连的需肺减容患者选用胸腔镜入路或小切口入路可能损伤更小。

（三）微创肺结节的楔形切除

肺结节的切除以往有常规胸腔镜三切口切除和小切口入路两种。选用两切口胸腔镜入路较为实用和常用，第一切口可选在第七或第八肋间，第二切口可根据肺部小肿物的相应体表易扪及和取出的位置而定，多选择第三、四、五或第六肋间，必要时扩大至2~3 cm以容二指放入胸腔内做二指间双合诊。肿物小于0.5 cm深藏在肺实质内者可能需要做6~8 cm小切口把手放进胸腔内做病灶定位。一旦病理证实为恶性，第二切口稍延长为辅助小切口，从而将损伤控制在两个肋间而减少切口侵袭。

（四）微创肺癌手术三种切口

微创肺癌手术有保留肌肉的小切口、胸腔镜辅助小切口及胸腔镜入路三种切口。保留肌肉的小切口对肺门血管和支气管的解剖操纵较为容易，对胸膜顶和下胸部的粘连由于可视度不足难以松解游离，对第七、八、九淋巴结的暴露也不清楚，限制了其在肺癌手术中的普及性。

手术开始前先从引流管的位置置入胸腔镜，对整个胸腔镜探查，印证术前分析的准确性和肿瘤的可切除性。确切有手术适应证后可以选择第四或第五或第六肋骨上缘做小切口，小切口的长短根据所要切除肿瘤的大小与位置、一次性耗材的可使用量及胸壁的厚度而定。简单而言，小切口的大小是根据"肿瘤多大，切口多大"的原则个体化而定。

用胸腔镜进行辅助更科学，创伤更小。用胸腔镜辅助可先实时分期，进一步降低探查率。切口比不用胸腔镜辅助短5~8 cm，胸壁肌肉切断少，下肺韧带和下胸与膈肌之间的粘连及胸腔顶的粘连可在腔镜下游离，这样辅助小切口的入路可以比常规切口高1~2个肋间距离进胸，支气管/血管成形术时操作位点直接在切口直视下，技术操作更容易。上纵隔距辅助小切口直线距离短，有利于做上纵隔的淋巴清扫。

（五）胸腔镜辅助小切口肺血管/支气管成形术

切口按常规腋中线第八或第九肋间放入第1个套管针，一般胸腔内没有粘连且术侧肺顺利塌陷时，可以直接放入硬镜，利用影像胸腔镜的高精度、广角性及放大性来做胸腔内各器官和部位的探查和分期。第四或第五肋上缘做一个几乎为直线的切口，长10~15 cm，用电刀顺切口线切开皮肤下层和脂肪层，顺肌纤维方向用拉钩钝性分开胸大肌，再纵行钝性分开前锯肌。用电刀电凝少许肌间小血管，直入肋间肌表面，不切断胸大肌和胸小肌及前锯肌，略切开背阔肌2 cm。在第四、五或第六肋骨上缘贴骨面入路，继续用电刀切开肌层附着面后进入胸腔，拉开小儿胸廓牵开器或storz胸腔镜牵开器的1/3，再慢慢拉开牵引器的2/3开口为止。

（六）微创食管手术

微创食管手术有食管拔脱术、经腔镜拔脱术、经食管裂孔拔脱术及手辅助食管切除术，具体选择哪种入路根据肿瘤的大小、部位与外侵性，以及术者的熟悉性而论，没有哪种是绝对最好的。

（七）微创交感神经切除术

微创交感神经切除术有腋下径入路行第一肋骨及胸交感神经切除术、锁骨上径路第一肋骨切除术、胸部径路行第一肋骨及胸交感神经切除术、腋下-胸腔径路胸交感神经切除术、锁骨上（颈部）径路交感神经切除术。另外还包括胸腔经常规入路、纵隔镜或带操作孔的腔镜入路及针型腔镜入路。无疑，从美容和创伤的角度来看，针型微镜的入路是最佳的。

（八）微创纵隔肿瘤手术

微创纵隔肿瘤手术分为侧小切口、胸腔镜常规入路及针型镜入路，具体的入路根据肿瘤的大小、位置、浸润性及术者的熟悉性而定。一般来讲，囊性的肿瘤基本上都可以通过胸腔镜手术来解决，而实性的肿瘤就要根据"肿瘤多大，切口多大"的原则来选择手术切口。

六、手辅助的电视胸腔镜手术切口

手辅助的电视胸腔镜手术最早在1993年由瑞士外科医生哈比希特（Habicht）等人开创，他们介绍的方法是胸腔镜加肋骨切开放手辅助，无须肋骨撑开器，取背侧肩胛骨下8 cm切口并切断第六或第七肋骨，刚好容下整个手入胸，再于第九肋间插入镜头并加1～2个器械操作孔。

现在手辅助入路包括经肋间入路、剑突下胸骨后入路、季肋区经膈肌上入路、经膈肌裂孔入路及肋下过膈入路等。体位选择半侧卧位或侧卧位，注意受力平衡，除了常规开胸铺巾外还增加单侧季肋区消毒铺巾。

以下重点介绍常用的肋下过膈入路。

肋缘下2 cm平行做一个7～8 cm切口（与手套大小相同），分离腹直肌（改良科克尔切口），同时在腋前线第七肋间做一镜孔。然后手指滑过肋缘到达腹膜外平面深达腹直肌后鞘，暴露出膈肌底面的前肌纤维，胸腔镜在前引路，用卵圆钳上推膈肌并径向分离之，尽量减少膈神经分支的损伤机会，于是手通过膈肌裂口进入胸腔。

肺萎陷后容易触诊整个肺，手指可一一分离粘连，或者通过手拨肺配合操作孔下电灼分离。一旦找到目标就用内镜抓钳夹住或者内镜切割缝合器（Endo-GIA）切除。整个手触诊可把握准病灶边界，钉合器也可通过手辅助切口随意操作，取标本时既可用内镜标本袋，也可直接从手辅助切口取出。膈肌的修补既可在胸内通过内镜缝合，也可用组织钳将膈肌下拉于手辅助切口处缝合。

七、关于微创伤胸外科切口的容易混淆的两个理念

（一）使用腔镜并非就是微创，不用腔镜不一定就是大创伤

随着微创胸外科的发展，胸腔镜就像手术中的一般器械，如刀、钳子一样，在手术中扮演着一定角色。单纯的胸腔镜手术，胸腔镜往往起主导地位，贯穿整个过程。但随着微创胸外科的发展，胸腔镜在手术中可能起着主导或者是辅助的作用。根据患者情况的不同，术者可能在整个手术中从始至终使用腔镜，或者仅仅在一个过程中使用腔镜。术者按照以往手术成功的经验，具体的使用方法取决于安全性、根治性、微创性。

例如，甲状腺的腔镜手术，创伤比传统手术还要大，只能称为"美容手术"，而不能称为"微创手术"。再如，早期的食管癌病变仅限于黏膜层，使用胸腔镜手术，创伤肯定比传统的手术要大，而食管下端贲门癌，用胸腔镜加腹颈联合切口的创伤是否就比左下胸一个切口的创伤大呢？

所以，在胸外科手术中，胸腔镜只是胸外科医生的一个工具，术者在胸外科

手术中根据患者病变的情况、术者个人技巧的特点，以及患者的经济状态，在达到安全性、根治性的情况下，再考虑微创性的问题，去决定是否使用和什么时候使用胸腔镜。

（二）切口撑开和手辅助的问题

有些疾病处理的原则是需要完整的和大范围的切除，例如肺癌的根治术。假如一个4 cm大的外周型的肿瘤取出的标本，即肿块本身与肺组织的直径可以达到10 cm，这时候，再小的伤口如果不撑开都是无法完整取出标本的。那么将切口撑大4~5 cm与不撑开的切口，在不同肋间增加1~2个1 cm切口去完成同样的手术，创伤相差有多大呢？8 cm与10 cm相差有多大呢？撑开切口可能引起最大的问题在于对椎旁神经的压迫或者引起肋骨骨折，假如轻轻撑开注意不引起以上问题，与在另外不同肋间增加1~2个切口，对更多的肋间神经有损伤，手术时间延长，或大量使用一次性耗材，两者之间谁的创伤更大呢？肋骨的撑开绝对有量度的区别，假如这种撑开的量度不引起椎旁神经的压迫与肋骨骨折，是否有质（创伤）的改变呢？

手是达到和实现人的愿望的最主要、最直接、最方便的递质，目前，科技的发展、器械的进步所创造的科学工具，很多时候并不能随术者所欲，不能达到术者需要到达的地方，这时候，手的辅助是必不可少的。人的手毕竟较大，将手通过切口放进体内操作所引起的创伤自然会大一些，所以，在微创手术中，会尽可能地使用细长的深部操作器械来代替手进行操作。但是，在目前器械不能达到术者对靶组织进行完整切除或重建要求的情况下，手的辅助还是必要的。也许若干年以后，有相似或者类似的器械出现，会有更多选择，手辅助的比例会逐渐下降。在现代化手术的操作中，手和器械操作各占不同比例，并非追求极端化，即要么完全是腔镜手术、要么是传统手术，而是把这两者结合兼顾。在绝大多数病例里，都可以做到微创伤处理。在某些较简单或者良性疾病的外科操作中，器械所占的比例为100%。微创伤切口的选择取决于疾病的自然性质、现代化器械和设备的可使用程度、术者的解剖与操作的熟练性及患者的经济承受能力。无论如何，两者结合应用才能使微创伤技术在胸外科医生当中得到推广，使适应证扩大，从而得到常规应用。

第二节　电视胸腔镜手术设备

随着高精密度胸腔镜、高清晰度微型摄像机和特殊手术器械的应用，电视胸腔镜手术已发展成为多种胸腔疾病诊断和治疗的现代胸腔镜微创胸心外科之一。电视胸腔镜手术设备主要包括手术仪器和手术器械两大部分[①]。

一、手术仪器

（一）胸腔镜

胸腔镜由硬杆透镜系统和相连的纤维光源电缆构成。根据胸腔镜的直径可分为10 mm镜、5 mm镜和3.5 mm镜等种类。根据胸腔镜末端视野的角度可分为0°、30°和45°镜等。较细胸腔镜适合儿童，30°胸腔镜便于观察胸腔内隐蔽区域，临床上最常用的胸腔镜是10 mm的0°硬胸腔镜，镜头可用擦镜纸擦干，也可浸泡在盛有加温（约50℃）生理盐水的保温杯内，然后用于纱布擦干。普通胸腔镜系统由硬胸腔镜和摄像机两部分组成，摄像机可将胸腔镜物镜的所有光学信息显示在监视器上。

（二）光源

光源是胸腔镜的一个重要部分，纤维光缆是光源的另一重要部分，它连接光源和胸腔镜，是冷光源的传送线，使用时要注意保护。光缆的光纤被折断时，光缆末端就会出现相应的黑点，若20%以上的纤维被折断，就无法继续使用。

（三）摄像机

摄像系统显著增加了胸腔镜医师的视力和视域，扩大了胸腔镜的应用范围。目前常用的内镜摄像机包括图像处理器和偶联器两部分。

（四）监视器和录像机

一般用一个监视器就能进行手术，为方便操作，有条件时可用两个监视器同

---

①石珂，蔡庆勇，梁宝磊，等. 电视胸腔镜手术治疗开放性胸外伤研究进展[J]. 中华胸部外科电子杂志，2019，6（03）：187-190.

时观察。常用彩色监视器的规格为37～54 cm。普通全制式家用录像机即可满足手术资料的保存，还可配备彩色打印机。

（五）电刀

电刀多采用电切和电凝混合的输出方式。术中可根据需要将电刀与内镜分离钳、抓钳、剪刀、吸引器头、电铲、电钩连接使用。

（六）氩气刀

氩气刀是通过氩气来传递单极电能进行凝血的装置。它的突出优点是操作时氩气流能及时吹去出血点处积血，从而强化了凝血作用。

（七）吸引器和漏斗

吸引器和漏斗是电视胸腔镜手术必备的设备，也可使用冲洗吸引器，但使用漏斗倒水更加实用方便。

二、手术器械

（一）套管针

套管针和开放式套管是电视胸腔镜手术中胸腔与体外的通道，用于胸腔镜或内镜器械，其作用如同常规手术的标准切口。套管针主要由两部分组成，一个是中心部分的穿刺针，另一个是套在外面的金属套管，现在大多用开放式塑料套管针，中心有塑料针芯，套管外周带有螺纹。套管针的直径一般为 3 ～ 15 mm，最常用的是 5.5 mm、10.5 mm 和 11.5 mm 三种套管针，根据术中需要选用不同型号的套管针。胸腔镜常用 10.5mm 套管针，使用内镜缝合器（Endo-GIA）则需用 11.5 mm 套管针。电视胸腔镜手术一般不用气腹机，所以胸壁套管通常是开放式的，手术时，先在胸壁皮肤上切一个约 2 cm 小口，用血管钳钝性分离皮下及肌层，并进入胸膜腔，然后将套管针按螺纹方向旋转送入胸腔，拔出针芯即可进行胸腔镜探查和手术。

（二）电钩

电钩也称L形钩状分离器，是电视胸腔镜手术的一种重要器械，与电刀连接，处理胸内粘连十分方便快捷。

（三）剪刀

根据内镜剪刀口部的形状，剪刀又分为直剪刀和钩形剪刀。直剪刀有5 mm和10 mm直径两种，适用于显露十分清楚的组织结构或精细部位的切开操作，一般要求看清剪刀头后再行切开动作。钩形剪刀刀口呈弧形，使用时尖部最先对合，在切开组织前，可用剪刀的尖部将组织提起，以免损伤周围结构，尤其适用于管状结构的处理。

（四）卵圆钳

可用普通卵圆钳代替内镜抓钳，用以抓提、固定、牵拉和分离组织，可分为长短两种类型，直接从操作切口进入胸腔进行手术。

（五）爪形拉钩

爪形拉钩用于术中牵拉肺脏和显露手术区域，可分为3片拉钩和5片拉钩两种，后者头部还可纵行弯曲45°，使用更加方便。

（六）施夹器

施夹器是一种十分重要的内镜止血器械，可方便、迅速、有效地闭合血管或其他管状结构。分为重复使用性施夹器和一次性施夹器，前者每次只能施夹一个钛夹，需重新装钛夹后再用。后者内置有20个钛夹，施夹器头部不离开手术区，即可连续进行施夹，明显提高了施夹速度，适合较重出血的处理。

（七）内镜缝合切开器（Endo-GIA）

内镜缝合切开器是现代胸腔镜外科赖以生存的主要手术器械之一，能将组织切开和切缘缝合一次完成，适用于肺楔形切除、肺大疱切除、全肺和肺叶切除术等。分为Ⅰ型Endo-GIA，如Endo-GIA30、Endo-DIA45，其钉夹可以更换7次；Ⅱ型Endo-GIA，可分别换装30、45、60型号的钉夹。钉夹又分为缝合组织型（蓝色钉夹）、缝合血管型（白色钉夹），Ⅱ型Endo-GIA还可装绿色钉夹，用于缝合较厚的组织。

（八）组织缝合器

与内镜缝合切开器不同的是，组织缝合器呈"L"形，只缝合不切开，需另用电刀或手术刀切开。可用于有胸壁小切口的肺叶和全肺切除手术。根据缝合组织的不同，可选用白色（缝合血管）、蓝色（缝合肺组织）和绿色钉夹（缝合较大支气管）。

（九）持针器

持针器是在电视胸腔镜手术中缝合组织时使用的。结构与抓钳相似，但抓持力量更大。根据头部形状可分为直持针器和弯持针器。

（十）打结器

打结器分两种，一种是前端带有推线槽的金属或塑料杆，另一种是持针器式的打结器，用于胸腔镜手术打结时手指不能到达的部位，结扎3 mm以上的较大血管，可部分取代内镜缝合切开器。

（十一）标本袋

手术切除标本取出是一个需要重视的问题。直径小的良性病变可直接从胸壁套管或切口中取出。污染标本或恶性肿瘤标本需先放在标本袋中再取出，较大的标本需先在标本袋中粉碎后再取出。

第三节　电视纵隔镜检查术

1949年，丹尼尔斯（Daniels）首次介绍了斜角肌淋巴结活检术作为纵隔疾病的一种诊断方法，1954年，哈肯（Harken）及其同事首先报道了经颈纵隔探查术。1959年，Carlens在总结前人经验的基础上，首次正式描述和命名了纵隔镜检查术。1966年，麦克尼尔（McNeill）和张伯伦（Chamberlain）报道了胸骨旁纵隔镜检查术，用于主肺动脉窗淋巴结活检，也用于探查和确诊右前纵隔、肺门及上腔静脉周围的病变。1987年，金斯伯格（Ginsberg）及同事采用扩大的经颈纵隔镜检查术，将纵隔镜置于主动脉弓上方和主肺动脉窗内，进一步扩大了纵隔镜检查的适应证。随着电视胸腔镜的广泛应用，近年又发展出了电视纵隔镜检查术（video mediastinoscopy），即将光源和光学透镜合二为一，并连接在胸腔镜的摄显像系统上，术者由单视野操作变为看监视器操作，摄像系统将手术野清晰地放大在监视器上，既改善了术者的视野和操作条件，又方便了助手们的配合，也便于纵隔镜手术的示教。目前，在欧美等发达国家，纵隔镜检查术仍是纵隔肿物的诊断和肺癌术前病理分期的最重要检查方法之一。

一、适应证

第一，纵隔淋巴结活检观察肺癌纵隔淋巴结的转移情况，特别是左侧肺癌右上纵隔淋巴结情况，决定肺癌的分期和手术适应证，这是纵隔镜检查最主要的适应证。

第二，纵隔肿物淋巴瘤、结节病、结核病和纵隔肿瘤的诊断和鉴别诊断。

第三，气管周围病变的切除。对于气管周围直径在3 cm以下的孤立性小病灶，可在纵隔镜检查的同时切除病变组织。

二、禁忌证

第一，严重贫血或凝血机制不全。

第二，胸主动脉瘤，特别是主动脉弓的动脉瘤。

第三，严重的上腔静脉综合征。

第四，严重的心肺功能不全。

第五，严重的颈关节炎、颈椎强直不能后仰者。

第六，气管切开造口者。

三、手术设备和器械

第一，纵隔镜：普通型，附光学镜头型。

第二，光源：冷光源，纤维光缆线。

第三，监视器和摄像机：可直接接到电视胸腔镜的监视器和摄像机上。

第四，电刀：普通电刀、电凝吸引器。

第五，器械：分离钳、活检钳、特制注射器等。

第六，常规器械包：刀、钳、剪、拉钩（最好备乳突拉钩）等。

第七，开胸包备用。

四、术前准备和麻醉

（一）术前准备

术前同一般开胸手术的准备。虽然纵隔镜检查的手术创伤较小，但在某些特殊情况下，如检查过程中出现大出血，则还需行开胸手术。

（1）病史及体格检查：详细的病史、体格检查和辅助检查不容忽视。在病史的询问中，要特别了解患者的既往史中是否有纵隔炎、肺结核、胸膜炎、胸部外伤，以及颈部、纵隔或胸部手术史等情况，因为这些情况可能会改变纵隔的正常解剖关系，导致纵隔镜检查无法进行。

（2）术前危险性评估：要了解患者是否有心血管或呼吸系统方面的疾病，有助于对检查术本身和全身麻醉危险性进行评价。

（3）辅助检查：除了胸部正侧位片和断层片外，需行胸部的 CT 检查。胸部 CT 检查不但可以辨别气管周围淋巴结是否肿大，而且也可为活检部位进行定位。

（4）纵隔镜检查术前应禁食12小时，术前肌内注射阿托品以减少分泌物的产生，肌内注射鲁米那或地西泮以镇静。因为纵隔镜检查需时不多，可不留置尿管。

（二）麻醉

单腔管气管插管，静脉复合麻醉。

五、检查方法

（一）经颈纵隔镜检查术

（1）体位：仰卧位，肩部垫高，头过度后仰。按胸骨正中开胸术消毒铺巾。

（2）手术人员：术者站在患者头侧，助手站在患者两侧。

（3）切口：在胸骨切迹上一横指处，做3～4 cm的横切口，切开颈阔肌，中线分开带状肌，解剖至气管表面，要注意有些患者的甲状腺下静脉和甲状腺下动脉可能在该处形成血管丛，可结扎以防出血，还要注意有些患者的头肱干可能位于胸骨切迹上缘，要避免损伤，以免引起严重并发症。分开气管前筋膜，用小弯钳牵吊切开的筋膜，显露出气管前间隙。

（4）检查：用示指沿气管正中线钝性分离气管前间隙，形成人工隧道达气管分叉部，气管前壁可作为手指向下分离的引导。气管前筋膜可作为一层屏障，沿此往下可避免损伤大血管。如果在气管前筋膜的浅面分离，则损伤大动脉的概率相当高，且难以到达气管隆嵴部。手指在进入胸骨柄后区时，即可摸到前方偏右有一条由下往上斜向右侧搏动明显的大血管，此为头肱干。顺其向下可达横跨气管的主动脉。小心将其与气管和气管隆嵴分开。手指向右可摸到奇静脉上缘淋巴结，向下可摸到两侧左右主支气管的上缘①。

沿人工隧道置入纵隔镜，气管软骨环可作为纵隔镜进入的引导及整个纵隔检查过程的标记。纵隔镜绝对不能进入未经手指分离和探查过的区域。纵隔镜观察的重点区域是气管前区、气管隆嵴下区、气管右侧区和气管支气管区。气管左区由于左颈总动脉和主动脉的关系而应被视为危险区。检查中最重要的步骤是淋巴结的辨认。有炭末沉着的淋巴结易于辨认，但在镜下有时和静脉一样呈蓝黑色而不易分辨，此时应使用电凝吸引器或剥离器仔细分离，往往可见到静脉为长条形结构，而淋巴结为豆状或圆形。一般而言，癌的转移性淋巴结较硬，结节病的淋巴结较多且不粘连，淋巴结结核则多粘连或有干酪样坏死物。一定要先行细针穿刺除外血管后方可活检，盲目活检是绝对禁忌的。活检后可能有渗血，可用电凝吸引器电凝止血或稍微压迫止血，必要时可用明胶海绵、止血纱布填塞止血或钛夹钳钳夹止血。检查完毕后创面一般无须放置引流，缝合气管前肌、皮下及皮肤。

（二）胸骨旁纵隔镜检查术

该方法主要用于肿大的第五（主动脉下）、第六（主动脉旁）组淋巴结活检，评估肺门肿瘤的可切除性（是否为T_4），穿刺活检失败的前纵隔肿物的活检，以及上腔静脉阻塞综合征的诊断，尤其对于左侧肺癌的病理分期和诊断困难的纵隔型肺癌，提供了最好的微创诊断方法。

（1）麻醉和体位：同经颈纵隔镜检查术。

---

①简俊岭，徐先全，王起奎，等. 电视纵隔镜检查术在纵隔疾病诊断中的应用[J]. 安徽医学，2015，36（12）：1501-1503.

（2）切口：最初采用胸骨旁垂直切口，并切除第二肋软骨，现采用经第二肋间横切口而不切除肋骨。

（3）检查：于胸骨旁2 cm第二肋间做一个长3~4 cm切口，切置胸大肌并分离其纤维，在第二肋软骨上缘用电刀切开肋间肌，要注意避免损伤胸廓内动脉。用示指向下钝性分离纵隔胸膜，从胸膜外进入前纵隔，置入纵隔镜探查淋巴结并取活检。若前纵隔肿物近切口，则可直接取活检。需小心不要损伤经过主动脉弓的膈神经或迷走神经，更要注意不要损伤上肺静脉、主动脉和主动脉弓下经过的左肺动脉。如果和经颈纵隔镜检查同时进行，可用双手示指分别从颈部切口和胸骨旁切口探查主肺动脉窗，有助于鉴别淋巴结肿大和肿瘤固定。在检查过程中如果打开了胸膜，则在术毕需放置引流管，嘱麻醉科医师加压通气排出胸腔内气体，若无肺损伤，应在术后或恢复室内拔除引流管。

（三）扩大的经颈纵隔镜检查术

该术式主要用于左上肺叶癌伴主肺动脉窗和（或）主动脉弓前淋巴结直径大于1 cm（CT显示）的患者，能够取代左胸骨旁纵隔镜检查术，有助于减少需要两个切口的创伤。如果第五、第六组淋巴结小于1 cm或者很大时都不适用该方法。先行标准的经颈纵隔镜检查术，若活检阴性，则再行扩大的经颈纵隔镜检查术。用示指在无名动脉与主动脉夹角处向前下方钝性分离出一隧道，沿隧道放入纵隔镜，在无名动脉和颈动脉之间，将纵隔镜置于主动脉弓上方和主肺动脉窗内。用活检钳取标本送病理检查。

六、并发症的防治

如果熟悉纵隔解剖并能严格按照操作规程操作，那么纵隔镜检查的并发症，尤其是严重并发症很少见，并发症的发生率在0.2%~2.3%。常见的并发症有以下两种。

（1）出血：多见于活检时误伤血管，最容易误伤的是奇静脉，肿瘤或淋巴结创面及滋养血管也容易出血。小的出血点可用电凝、压迫、明胶海绵或止血纱布填塞等方法止血，严重出血则需行正中胸骨切开术止血。

（2）气胸：通常发生在右侧，胸骨旁纵隔镜检查尤易发生。常由钝性分离与探查时动作过大过猛、活检时误伤胸膜而引起，表现为损伤处有嘶嘶的声音或可见气泡冒出。不要急于手术修补，可用明胶海绵或止血纱布填塞损伤处，缝合切口。也可在患侧胸腔放置引流管，嘱麻醉科医师加压通气，排出胸腔内气体，缝合切口后拔除引流管。有些患者术后可能出现中度发热，可不做特别处理。

七、电视纵隔镜的治疗

因为纵隔镜的操作范围狭小，没有可供手术器械活动的空间，且气管周围的病变多为非手术适应证，所以电视纵隔镜在治疗中的应用较少。

第四节　胸腔镜胸膜活检及肿瘤切除术

累及胸膜的肿瘤约占胸膜疾病的一半，胸膜肿瘤可分为原发性和转移性两类。转移性胸膜肿瘤占胸膜肿瘤的95%，以肺癌、乳腺癌转移至胸膜最为多见，其次为胃癌、胰腺癌和原发子宫的恶性肿瘤，其他少见的胸膜转移瘤为淋巴瘤。原发胸膜肿瘤有良性、恶性两种，良性肿瘤有脂肪瘤、内皮瘤、血管瘤和良性巨块型间皮瘤。原发性恶性胸膜肿瘤也称间皮瘤。胸膜间皮瘤分为局限型和弥漫型，局限型多为良性，弥漫型多为恶性。现代胸腔镜能获得高清晰度的图像，并显示于高清晰的监视器，供多人观察、定位和诊断，配合机械操作获取病变组织，提高了诊断的准确性，可迅速制定治疗方案，争取治疗时机，创伤很小，很受欢迎。

一、临床表现

约50%的胸膜转移癌的患者有恶性胸腔积液，常出现气短、胸痛、胸闷、消瘦等症状。原发性良性胸膜肿瘤和局限型胸膜间皮瘤生长缓慢，一般无症状，多在X线检查时被发现。恶性弥漫型间皮瘤早期可有胸闷、胸痛、气短、消瘦和咳嗽，少数可有咯血，中晚期可出现大量胸腔积液。

二、诊断

良性胸膜肿瘤一般行X线检查及CT检查即可确诊。对于恶性的胸膜肿瘤，X线检查可发现胸膜积液，CT检查有重要帮助。此后可行胸腔液细胞学检查、胸膜穿刺活检及胸膜活检、胸腔镜胸膜活检术。

三、胸腔镜胸膜活检术

近年来胸腔镜胸膜活检术可以提供足量的标本组织行病理学诊断，诊断准确率几乎高达100%，事实证明它是一种安全、有效的诊断方法。

（一）手术适应证

（1）胸膜穿刺活检不能确诊的原发性胸膜肿瘤、胸膜转移癌者。

（2）原因不明的胸腔积液、胸腔液检查不能确诊者。

（3）胸膜病变位于纵隔、横膈、肺表面、肺门，不能行胸膜穿刺活检的。

（二）手术禁忌证

（1）密闭胸和胸膜广泛粘连者。

（2）凝血功能障碍者。

（3）心肺功能极差、不能耐受全身麻醉及单侧肺通气者。

（4）胸壁皮肤广泛感染者。

（三）术前准备

术前胸部X线检查、CT检查提供病变的位置、范围，以协助胸腔镜切口的选择。如有大量胸腔积液时先行胸腔闭式引流术。其余同普通开胸手术术前准备。

（四）手术方法

（1）麻醉的选择：局部麻醉较少应用，常选用全身麻醉，双腔气管插管，健侧肺通气。

（2）手术体位：健侧卧位或平卧下进行。侧卧位时腰桥升高，以使肋间隙尽可能增大。平卧位时可调整手术床的倾斜度，以方便操作。

（3）选择好切口，以便于操作进行。

①切口：腋中线第七、八肋间，腋前线第四、五肋间，腋后线第六、七肋间各做一1.0～1.5 cm切口，前者置入胸腔镜，后两者作操作孔。或在胸腔镜引导下根据病变位置选择更佳的切口，使三个切口呈三角形并保持一定的距离。

②操作：如有胸腔积液，可先以吸引器吸除积液，将胸液送检进行细胞学检查。当有胸膜粘连时，以抓钳牵拉肺组织，使之具备一定张力，再用电刀切开胸

膜粘连。如为疏松粘连，可先用纱布球推开粘连，钝性分离，再用电刀切开条索状粘连带。对怀疑含有血管的粘连带，宜先用丝线结扎或钛夹夹闭再切开，注意胸壁侧应行双重丝线结扎或双重钛夹夹闭。用胸腔镜探查胸腔，找到病变部位，再用活检钳咬取胸膜病变组织送检以确诊，亦可用抓钳牵拉病变组织，以电刀切取部分胸膜病变组织送检，用电灼做电凝止血。术后常规于胸腔镜观察孔切口处放置胸腔引流管一根。

（五）并发症防治

出血、胸腔液增多和种植性转移是常见的并发症。

（1）出血：分离粘连时止血不够彻底，结扎线脱落，钛夹松脱或电凝处血凝块脱落是出血的常见原因。少量出血可适当应用止血药物治疗，保持胸管引流通畅，若出血严重，可行胸腔镜探查止血。

（2）胸腔液增多：恶性胸腔积液生长速度快，引流量通常较多，可于胸管内注入抗癌药物或滑石粉，夹闭胸腔引流管12小时后再开放胸管。

（3）种植性转移：切除的病变组织应放入取物袋或手套内取出，可防止切口的种植性转移。

（六）术后管理

患者术后均应监护，观察生命体征变化，除非是针型胸腔镜。注意观察胸腔引流量，量多者应适当补充血容量。鼓励及协助患者咳嗽排痰，超声雾化吸入，化痰药物治疗，应用抗生素控制感染。

四、胸腔镜胸膜肿瘤切除术

胸腔镜胸膜肿瘤切除术是新术式，具有安全、可靠、有效、微创等优点[1]。

（一）手术适应证

局限性的胸膜肿瘤为胸腔镜胸膜肿瘤切除术的适应证，具体如下。

（1）胸膜良性肿瘤。

---

①李桂凤，王黔宇，王云.内科胸腔镜下胸膜活检术在良恶性胸腔积液诊断中的应用[J].医疗装备，2021，34（19）：94-95.

（2）局限性胸膜间皮瘤未侵及胸壁者。

（3）较局限的胸膜转移癌，原发病灶已完全控制，无其他远处转移者。

（二）手术禁忌证

广泛的胸膜肿瘤等仍为胸腔镜胸膜肿瘤切除术的禁忌证。

（1）弥漫性胸膜间皮瘤。

（2）局限性胸膜间皮瘤侵及胸壁者。

（3）广泛的胸膜转移癌，局限的胸膜转移癌已有胸腔积液者或侵及胸壁者。

（4）其他心肺功能不全、凝血功能障碍、严重恶病质及局部皮肤感染严重者。

（三）术前准备

术前准备同胸膜活检术。

（四）手术方法

（1）麻醉的选择、手术体位、切口同胸膜活检术。

（2）操作：分离胸膜粘连，方法同前。胸腔镜探查肿瘤的大体情况，初步判断肿瘤的性质。如考虑为良性肿瘤者，可先用电刀沿肿瘤边缘切开胸膜，用抓钳牵拉提起肿瘤边缘，用电刀完整切除肿瘤。如肿瘤有蒂，则以电刀切开蒂部胸膜，缝扎蒂的基底部后用电刀切断蒂部。考虑为恶性肿瘤时，则切除范围应扩大，将距离肿瘤2 cm的正常胸膜连同肿瘤一并完整切除。切除肿瘤后胸壁渗血可用电灼止血或氩气刀止血，有血管活动性出血的，可用抓钳提起出血部位的组织血管，以钛夹夹闭止血。分离肿瘤过程中，如发现肿瘤已侵及胸壁，应中转开胸，行部分胸膜剥脱或胸壁切除术。如肿瘤有蒂，则以电刀切开蒂部胸膜，缝扎蒂的基底部后用电刀切断蒂部。

第五节　胸腔镜肺大疱切除胸膜固定术

肺大疱是指大泡性肺气肿，是肺实质内的异常含气囊腔，常发生在肺气肿的基础上，其形成机制与肺气肿相似，但程度较重，与炎症、弥漫性阻塞性肺部疾病有关，是由小支气管活瓣性阻塞产生气体滞留，肺泡逐渐自发膨胀，肺泡壁破裂相互融合而成。肺大疱应手术处理，以排除人体内的定时炸弹，一旦肺大疱破裂，形成张力性气胸，不但难以自愈，死亡率也高。纳坦松（Nathansen）等人于1991年研究发现自发性气胸第一次发作，通过胸腔闭式引流治愈后约16%复发，而第三次发作后约80%复发。现在，胸腔镜肺大疱切除术与胸膜固定术代替了以往的开胸手术，使本病大多数得以彻底治愈，而且创伤少，恢复快[①]。

一、肺大疱的临床表现和诊断

（一）临床表现

肺大疱以年轻人或老年人多见，男性居多，其症状和体征为如下。

（1）症状：患者大多无症状，多在胸部X线检查时偶然被发现。其症状主要与肺大疱的数目、大小及是否有继发肺部病变有关。数目少、体积小的单纯肺大疱患者常无症状，肺大疱自发膨胀增大的机会为100%。数目多、体积巨大的肺大疱患者可出现气促、胸闷，也是人体内的定时炸弹，自发破裂的概率约为50%。当肺大疱破裂时，可发生自发性气胸或血气胸，表现为患侧胸闷、胸痛、气促、呼吸困难。

肺大疱患者常并发有慢性支气管炎、肺气肿、支气管哮喘，可以出现咳嗽、咳痰、喘鸣、呼吸困难。肺大疱可继发感染，但较少见，患者有咳嗽、咳痰、寒战和发热，经治疗后症状消失，而胸片上肺大疱感染的表现可持续数周或数月。

（2）体征：为原有的肺部病变的体征，可表现为局部肺呼吸音减弱或消失。肺大疱破裂形成自发性气胸时可出现发绀，气管向健侧移位，叩诊鼓音，呼吸音降低或消失。

（二）诊断

胸部X线检查是诊断肺大疱的主要方法，表现为病变区透亮度增高，呈圆形或类圆形，疱内无肺纹理。肺大疱继发感染时，可出现液平。肺大疱破裂时，X线为气胸表现。胸部CT是有效的确诊方法，可全面、清晰地确诊肺大疱的数

①俞达辉，唐雯，张何丹，等. 胸腔镜下肺大疱切除不同胸膜固定术治疗自发性气胸效果研究[J]. 中国社区医师，2020，36（26）：102-103+106.

量、范围，提供胸部X线片和荧光透视法不能提供的直径小于1 cm的肺大疱。

二、胸腔镜肺大疱切除术的适应证和禁忌证

（一）适应证

胸腔镜手术安全、可靠、有效、微创，对患者循环呼吸功能干扰小，具有出血少、恢复快、美观、住院时间少和术后镇痛药的使用少、气胸复发率低等优点，目前已成为治疗肺大疱和自发性气胸的首选方法。

（1）巨大肺大疱：肺大疱体积巨大，占一侧胸腔70%～100%，临床上有胸闷、气促、呼吸困难等症状，经手术后肺组织膨胀，气道阻力减少，症状可明显改善。

（2）并发气胸：是肺大疱破裂所致。自发性血胸、血气胸多数是肺大疱或肺大疱所在的肺组织与胸壁的粘连带撕裂出血所致，胸腔的负压增加了出血的可能。经胸腔闭式引流术后反复发作的自发性气胸，或首次发病的自发性气胸都是胸腔镜手术的适应证。

（3）并发有弥漫性肺气肿的肺大疱：手术可减轻肺大疱对周围肺组织的压迫，改善肺功能，尤其是老年人及心肺功能较差而不能耐受开胸手术的患者。

（4）肺大疱并发继发性感染者。

（二）禁忌证

禁忌证包括胸腔粘连、凝血障碍和心肺功能不全等。

（1）密闭胸和胸膜广泛严重粘连的患者，胸腔镜无法进入，难以进行各种操作。

（2）有出血倾向、凝血功能障碍的患者。

（3）心肺功能不全、心肺储备功能极差、不能耐受单侧肺通气和全身麻醉的患者。

三、术前准备

术前按全身麻醉手术进行准备。

第一，禁烟：术前至少禁烟1个月。

第二，控制感染：包括超声雾化吸入、应用抗生素控制呼吸道感染、药物解痉等。

第三，胸部 X 线及 CT 检查：能够明确肺大疱的位置、范围及其与周围器官、组织的关系，可指导胸腔镜选择皮肤切口位置。对并发自发性气胸的患者，术前应先行胸腔闭式引流，待肺膨胀复张后，再做胸部 CT 检查，明确诊断肺大疱情况。

第四，胸膜固定术的术前准备同肺大疱切除术。

第五，其余同开胸手术术前准备。

四、手术方法

（一）麻醉的选择

一般采用全身麻醉，双腔气管插管。

（二）患者体位

常规采用健侧卧位，肩下放置软枕，使肋间隙增宽。

（三）手术操作

胸腔镜下切除肺大疱的手术操作介绍如下。

（1）切口：于腋中线第七、八肋间做1.0～1.5 cm切口，以血管钳分离肋间肌，刺破胸膜，以手指探查胸膜腔，观察是否有胸膜粘连。若有粘连时，可用手指分离周围的胸膜粘连，插入10.5 mm套管作为观察孔，置入0° 10 mm胸腔镜探查。于腋前线第四、五肋间及腋后线第六、七肋间分别做1.0～1.5 cm切口，或根据肺大疱的位置，在胸腔镜引导下选择更佳的位置各做1.0～1.5 cm切口，插入套管作操作孔，使三个切口呈三角形，并保持一定距离。

（2）分离粘连：先用胸腔镜探查胸腔，如有胸膜粘连时则以抓钳牵拉肺组织，使之有一定张力，再用电刀切开胸膜粘连。如为疏松粘连，可先用纱布球做钝性剥离，再电灼切开条索状粘连带。对于肺大疱并发反复发作的气胸、多次行胸腔闭式引流术的患者，应特别注意肺大疱周围的条索状粘连带，因肺大疱的破裂口经常存在于粘连带的根部，切除时应尽量靠近肺侧，若怀疑粘连带含有血管时，胸壁侧应行双重丝线结扎或双重钛夹夹闭，避免出血危险。

（3）胸腔镜肺大疱切除术：置入胸腔镜后做全面检查，根据术前 CT 片提示，找出肺大疱。肺大疱好发于肺尖部，为乳白色、半透明，也可发生于肺脏的其他任何部位。如不能发现肺大疱或漏气部位，可于胸腔内注入生理盐水，嘱麻醉医师鼓肺，即可发现漏气部位。胸腔镜处理肺大疱的方法有电凝术、激光术、氩气凝固术、腔内套扎器套扎术、钛夹钳闭术及内镜缝合切割器（Endo-GIA）切除术等六种方法，各有优缺点。有的效果欠佳，有的需要特殊设备，有的价格昂贵。香港心胸外科主任安东尼·严（Anthony Yim）等不推荐使用氩气凝固术，他们认为使用氩气凝固术可引起术后长期的肺组织漏气。Endo-GIA 虽然价格较贵，但操作简易、节约时间、疗效可靠、并发症少，近年来已成为胸腔镜切除肺大疱的最佳方法，故有学者推崇在胸腔镜手术中使用 Endo-GIA 切除肺大疱，可配合钛夹或丝线双重结扎使用。手术要求所有肺大疱均应切除，不能遗漏。

①对于位于肺边缘的肺大疱，如基底小的可用7号丝线在根部缝扎或双重结扎，剪去肺大疱。对于基底部较宽的肺大疱，可用Endo-GIA切除肺大疱，如切除后仍残留有肺组织的可用2~3个钛夹夹闭或双重丝线结扎。

②对于巨大肺大疱，可刺破肺大疱，吸出疱中气体、液体，使其萎陷，并采用Endo-GIA切除。激光或氩气刀不适用于巨大肺大疱处理。

③对于弥漫性多发性肺大疱、位置较深的肺大疱不能用Endo-CIA者，或粘连较重的患者，当胸腔镜操作有困难时，应辅以5~8 cm肋间小切口，以Endo-GIA切除肺大疱或直视下分离胸膜粘连，行肺大疱切除缝扎术或肺楔形切除术。

④对于肺表面弥漫性葡萄样小疱者，可选择较大的进行丝线结扎，不予切除。

⑤对于自发性气胸患者，术中不能发现肺大疱的，在找到漏气部位后，可用Endo-GIA切除漏气的肺组织。

⑥对于自发性血气胸患者，先清除血块，然后从肺尖开始，从上而下寻找出血部位，电灼，钳夹，缝扎，彻底止血后再切除肺大疱，修补肺破口。

（4）胸膜固定术：肺大疱切除术后有潜在复发气胸的倾向。大野（Ohno）等认为胸腔镜术后自发性气胸的复发率达9.4%，术后1年内复发率达65%。胸腔镜胸膜固定术是防止自发性气胸术后复发的有效方法。胸膜固定术常用的方法有胸膜摩擦法、滑石粉喷撒法、胸膜切除术法、激光喷射法、化学性胸膜粘连法等。胸膜切除法因可引起胸腔较多出血，且创伤大，临床较少应用。激光喷射法术后疼痛较重，已很少应用。化学性胸膜粘连法因患者对化学粘连剂反应大，胸痛重，也已很少应用。

①胸膜摩擦法是用纱布团或Marlex网做成小球，沿肋骨走行方向摩擦全部壁胸膜，直至充血为止。

②滑石粉喷撒法是将灭菌干燥滑石粉喷撒于壁胸膜，使之在胸膜之间产生化学性炎症，以促进闭合胸膜腔，此法非常有效，但临床上常出现术后胸痛较重的现象，将2%利多卡因溶液与滑石粉均匀混合后再喷洒于胸膜，此法效果好且可以使术后胸痛明显减轻。偶有滑石粉喷撒法可致反应性发热、急性肺炎、多器官功能衰竭肺功能衰竭、急性肺水肿的报道。

（5）放置引流：术后常规放闭式引流管两根，即于锁骨中线第二肋间及原胸腔镜观察孔切口各放置一根胸管引流。

五、并发症防治

第一，出血及漏气。出血原因可能是：①胸膜粘连分离后止血不够彻底；②肺大疱基底部缝扎、结扎或钛夹夹闭不可靠；③胸膜摩擦过度等。少量出血可适当给予止血药物治疗，保持胸腔引流管引流通畅。若出血量严重，则可行胸腔镜探查止血，必要时中转开胸止血或行小切口辅助止血。漏气的原因可能是肺组织缝扎针孔漏气、结扎线或钛夹松脱等。肺大疱切除后，在肺塌陷状态下，先检查是否漏气，可在双肺通气、患肺膨胀下检查是否漏气，然后行结束手术。少量漏气可保持胸管引流通畅，即可自行愈合。漏气量多或时间长时，可行胸腔镜探查，以Endo-GIA切除漏气肺组织。

第二，胸腔感染。部分肺大疱并发继发感染，一个原因是切除肺大疱时疱内脓液污染胸腔，故在病灶切除时要做好防护措施，避免污染胸腔。如发生胸腔感染，可取脓液做细菌培养、药敏试验，选用敏感有效抗生素，同时要行胸腔冲洗及引流，加强支持治疗。另一个原因是胸腔镜器械的消毒不严格，因此一定要加强胸腔镜器械的消毒管理。

第三，肺炎及肺不张。为胸部手术后常见的并发症，可对症处理。

第四，术后复发性气胸。竹野（Takeno）认为胸腔镜术后复发性气胸通常多由术中遗漏的肺大疱和新生成的肺大疱所致。手术中应认真、细心地寻找可能被遗漏的、隐蔽的肺大疱，手术动作应轻柔，避免反复钳夹肺组织，最大限度地避免术后气胸复发。

六、术后管理

监测生命体征，记录胸腔引流量，胸腔闭式引流接通持续低负压吸引装置（1.47～1.96 kPa），保持胸腔引流管通畅，根据引流量及复查胸片结果拔除引流管。对胸液较多的患者，可适当补充液体和胶体，维持内环境的稳定。多鼓励患者咳嗽排痰，选用抗生素抗感染、超声雾化吸入、化痰解痉药物治疗也是必要的。

第六节　胸腔镜食管肌层切开术

胸腔镜食管肌层切开术治疗贲门失弛缓症，是近年来微创外科手术的治疗方法，因其创伤小、术后恢复快、效果显著而广为人们所接受。尽管气囊扩张术不失为治疗贲门失弛缓症的一种方法，但胸腔镜食管肌层切开术才是最有效的治疗方法。传统的黑勒贲门肌切开术有经腹途径或经胸途径，但其手术的创伤大，术后并发症多，住院时间长，而胸腔镜食管肌层切开术以其突出的优点，势必将替代传统手术。

一、手术适应证

手术适应证为经临床诊断为贲门失弛缓症、具有剖胸条件者。

二、禁忌证

禁忌证为双侧重度肺或胸膜病变、乙状结肠型贲门失弛缓症、经腹途径食管肌层切开失败者。

三、术前准备

按常规食管手术准备，备纤维食管镜。

四、手术方法

（一）麻醉及体位

双腔管插管全身麻醉，右侧卧位，右肺通气，左肺萎陷。

（二）手术切口

（1）胸腔镜切口：一般位于第六肋间肩胛下角线或第五、六肋间后腋线后5 cm左右。

（2）操作套管切口：操作套管切口一般用三个。牵引器操作套管切口位于第五肋间腋前线；第二个在第六肋间腋前线，可置入吸引管、分离器、抓钳等；第三个位于第七肋间肩胛下角线外，可置入剪刀或抓钳。

（三）手术操作

用三叶爪拉钩牵拉左下肺叶向前上方，左下叶韧带用电剪刀或电钩予以离断，显露左后下段纵隔胸膜，提起并纵行切开纵隔胸膜，并显露食管下端。游离食管下端周围，以牵引纱条将食管轻轻提起。将纤维食管镜光源或探条头置于胃食管交界处，以利于辨认解剖层次及照明手术野，在心包后与降主动脉之间纵行切开食管下端肌层，用电刀或钩形弯剪刀切开食管纵肌及环形肌，在肌层与黏膜间上下分离，此时出血不多且容易控制。向上剪开直至与肺下静脉水平，向下以吸引头或剪刀钝性分离肌层与黏膜间隙，切开肌层，向下直至食管裂孔的食管胃交界以下约0.5 cm，此处肌层方向稍有改变，注意勿损伤胃黏膜。游离食管黏膜时可经胃镜向食管内充气以助分离，使食管黏膜层膨出占食管周径40%左右。经纤维食管镜或鼻胃管充气或胸腔内注入盐水，观察有无气泡以测试食管黏膜完整性。若遇黏膜破裂，可在镜下以吸收线修补。仔细检查无活动性出血，经胸腔镜切口置下胸管关胸。术后无特殊可在第2天拔胃管，第3天进食流质[①]。

（四）术后并发症及处理

术后并发症及处理和开胸手术基本相同。

---

①杨晟杰．胸腔镜下食管下段肌层切开术治疗贲门失弛缓症的临床观察[J]．健康之路，2018，17（04）：57.

第五章　胸部手术并发症

胸部周围器官众多，因此手术过程中会对周围的器官造成一定的损伤，从医生的角度来说，要尽可能降低并发症的发生概率，因此要密切关注患者术后的各方面指标，一旦发现异常应及时进行处理。

第一节　术后处理

胸外科手术创伤较重，对患者呼吸循环功能的影响大，术后24小时至72小时易发生病情变化。在术后应严密观察病情，及时处理，使患者顺利恢复。术后患者应在监护室观察。监护室必须具备的设备有供氧系统、电源、胸腔负压吸引闭式引流装置、心电监测仪、心脏除颤设备、人工呼吸机等，以便及时掌握病情变化和处理[1]。

一、一般处理

手术后待患者完全清醒，呼吸循环稳定，才能拔除气管插管。回病房途中应注意生命体征，暂时夹闭胸腔引流管，回病房后立即开放。搬送全肺切除患者及重症患者应轻柔，以防纵隔移位、体位性低血压及心跳骤停等发生。回病房后立即监测生命体征，检查各引流管的畅通。给氧多采用鼻塞法，流量为5～6 L/min，如不能纠正低氧血症则应寻找原因并处理。每15分钟测血压、脉搏、呼吸1次，平稳后可改为0.5～1小时1次，每4～6小时测体温1次。对体温39 ℃以上的患者采用物理降温。除食管胃吻合术后患者应严格禁食外，其他手术患者术后麻醉完全清醒后第1天可以进流汁。无并发症的患者应鼓励早期下床活动。食管胃吻合术后行胃肠减压2～3天，胃肠功能恢复后停用，术后禁食时间为5～6天。有吻合口瘘者

---

①桂英英. 围术期感染护理路径预防胸部手术后肺部并发症的效果分析[J]. 中外医学研究，2019，17（08）：86-88.

应延长胃肠减压及禁食时间。对于老年人及小儿，胃肠减压有排出麻醉诱导期吸入胃内的空气、防止呕吐物误吸的作用，对改善呼吸功能有作用。

二、胸腔引流管及其处理

凡是开胸手术，均应安放胸腔闭式引流以排除胸内积液、积气，使肺扩张。术后应经常挤压胸管以保证其通畅，准确记录引流量及性质。术后 24 小时至 48 小时（或更长时间），若术侧呼吸音清晰，引流瓶无气体逸出或引流液不超过 50 mL/d，则可以拔除胸管。拔管后，少量胸内积液可自行吸收，量多则可行胸膜腔穿刺抽液。

三、呼吸道处理

术前呼吸道疾病、术后疼痛、支气管内分泌物潴留等，易使呼吸功能下降，引起肺不张、肺部感染。因此，术后呼吸道管理十分重要。应排除影响呼吸的因素，胸带不宜太紧；胃内积气多者给予胃肠减压；吸入充分湿化气体；止痛。痰黏稠者给予 α-糜蛋白酶及激素超声雾化吸入。鼓励患者咳嗽排痰，可给予拍背，刺激颈部气管区，帮助患者咳嗽排痰。若痰多黏稠或患者咳嗽无力，应给予鼻导管吸痰，吸痰效果不佳可行纤维支气管镜或气管插管吸痰。必要时可行气管切开或呼吸机辅助呼吸。

四、水电解质平衡的处理

手术当天禁食者，应补充生理需要量、额外丢失量 [1000 ~ 1500 mL/（m²d）]。术后第 2 天，除食管手术外，其他手术可予进食，另静脉补液 500 ~ 1000 mL/d。食管手术禁食期间应补足生理需要量、额外丢失量，同时给予氨基酸、脂肪乳剂等。液体以 5% 葡萄糖、5% 葡萄糖盐水为主。根据血钾水平补钾。

五、抗生素的应用

胸部手术后，预防应用抗生素是必要的，应用抗生素原则为足量、广谱、短期。食管手术患者多用氨苄青霉素、头孢类抗生素、甲硝唑等。其他普通胸部术后可选用青霉素及头孢类药物，特殊感染应根据药敏使用抗生素。

第二节 气管、支气管手术并发症

一、气管无名动脉瘘

气管无名动脉瘘（TIF）是气管手术后一种少见和十分凶险的并发症，一旦发生，常来不及抢救，很快导致患者死亡。研究学者内尔姆斯（Nelems）于1988年对全世界的文献进行研究，总结175例患者，只有24例存活，死亡率高达86%。国内1980—1993年收集资料较完整的共12例，仅2例抢救成功。因此，该并发症的关键在于预防[1]。

（一）解剖学

无名动脉即解剖学上的头肱干，是主动脉弓发出的最大的一个分支。它在胸骨柄（中点或中点偏左）的后方，从主动脉弓的上缘发出，向右上斜升，经右头臂静脉和气管之间，至右胸锁关节上缘处的后方，分为右颈总和右锁骨下动脉，平均长度为 3.75 cm。在胸骨柄中点到右胸锁关节这一段，其与气管的关系最为密切。

（二）发生原因

1. 气管端端吻合重建术后

格里约（Grillo）在1979年报道，气管端端吻合重建术后TIF发生率为0.5%。气管吻合口邻近无名动脉水平时，由于无名动脉的不断搏动和气管经常性的上下活动，无名动脉与气管吻合口部位的外翻缝线产生相互摩擦，造成动脉壁的损伤及破裂。另一种情况是，吻合口瘘发生后的局部感染，腐蚀无名动脉血管壁，引起无名动脉出血。

2. 气管切开术后

气管切开术后TIF发生率为0.5%～4.5%。最常见的原因是气管切开位置过低

---

[1]梁汉生，冯艺. 气管内插管入路选择及其并发症研究进展[J]. 中国医药导刊，2022，24（01）：61-67.

或部分患者无名动脉横跨气管的水平较高，导致气管插管压迫并腐蚀无名动脉。

3. 气管插管

套管选用不当或插管套囊过度充气，导致纵隔气管前壁全层坏死，最终腐蚀至无名动脉，而形成气管无名动脉瘘。

4. 人工气管置换术后

人工气管置换术后气管无名动脉瘘的发生率在50%以上。原因为置入的人工气管对无名动脉直接产生的摩擦及腐蚀。德洛里耶（Deslauriers）等报告了7例人工气管置换术，其中4例发生了致命性的大出血。

（三）诊断

气管无名动脉瘘的早期诊断至关重要，主要是该并发症在极短的时间内就可发生致命性的大出血。其发生时间早晚不一，75%发生于术后的第1至第3周，约85%发生于术后的1个月内，多在术后早期出现，但也有的甚至晚到手术后的数个月。

该并发症最早期的表现是先兆性出血，血可从口、鼻中流出，有气管插管者也可由插管内或插管周围流出，开始出血量虽少，但却是明显的，极易被忽视，大多临床医师往往误认为血是来自伤口本身或气管吸痰损伤所致，从而延误诊断，待大出血发生后则已失去了抢救的最佳时机。

气管切开术后48小时，切口处仍有10 mL以上的出血时，应高度怀疑无名动脉出血。患者出现无明显诱因的咯血在50 mL以上时，一般可诊断无名动脉出血。气管端端吻合重建术后发生的咯血，且伴有失血性休克时，应首先考虑无名动脉的破裂。因此，早期即能够从一些微小的临床表现意识到本病，对普通胸部外科医师来讲非常重要，是患者发生该并发症后被抢救成功的关键。

（四）治疗

先兆性出血发生后，即应高度警惕，密切观察，应行纤维支气管镜检查以明确其病因。一旦确诊为无名动脉出血，则应迅速采取措施进行抢救。

首先，要保证呼吸道的通畅，及时行气管插管，这样既保证患者正常供氧，又可防止血液经气管瘘口倒灌入肺内，也便于清理远端气管支气管内的积血。可把插管套囊过度充气压迫前方的无名动脉止血，如果无效，即应经原切口用指压的方法快速进行止血，然后立即将患者送往手术室。

手术采用全身麻醉，经部分胸骨正中切口（右侧第三或第四肋间的上段胸骨切开），清除胸腺并牵开无名动脉后，即可同时控制无名动脉的近端和远端，将无名动脉完全游离并切除。由于动脉修补术后存在较高的失败和死亡率，且大部分患者能够耐受无名动脉的结扎，故大多数学者还是主张直接切除无名动脉，亦不必做血管搭桥术。

（五）预防措施

气管无名动脉瘘一旦发生，病情危重，患者顷刻间即可因失去抢救机会而死亡。鉴于此，气管外科手术中一定要严加防范。

（1）行气管端端吻合时，特别是气管吻合处与无名动脉相距较近时，应常规用邻近的周围脂肪组织胸腺、肌肉束或带蒂的心包片、游离的带蒂的大网膜包盖，以此减少吻合口与无名动脉间的摩擦，可防止无名动脉的损伤。

（2）行气管切开时，避免切开位置过低，在第二、三气管软骨环处切开，则可防止气管无名动脉瘘的发生。尽量不游离邻近切口处的动脉壁，切口的位置也应避免接触和腐蚀动脉壁。

（3）气管广泛切除、气管假体置入者，则更需用周围软组织或涤纶片将人工气管包绕。

（4）加强术后呼吸道的管理，保持呼吸道通畅。要勤鼓励和帮助患者咳嗽排痰，定时给患者超声雾化吸入，以利于痰的咳出。对术后排痰困难者，及时应用鼻导管吸痰。痰量多且部位深者，有条件的情况下最好用纤维支气管镜吸痰。对于已行气管切开的患者，应加强气管插管的护理，气管插管应及时更换，长期带管者以选用软管为宜。

二、支气管胸膜瘘

支气管胸膜瘘（支气管残端瘘）是气管、支气管和肺部手术后的又一严重并发症，尤其是一侧全肺切除术后。莫尔文（Malave）等报道的1307例肺手术中，35例（2.7%）发生了支气管胸膜瘘；韦斯特（Vester）等总结了2243例肺切除的手术，亦有35例发生了支气管胸膜瘘，发生率为1.6%。近年来，随着吻合技术的提高，特别是术者对该并发症重视程度的增加，其发生已非常少见，有时1年内的几百例手术中无1例发生，总的发生率不足1%。由于发生原因的不同，支气管胸膜瘘的发生时间可早可晚，一般多发生于术后的1周左右。发生较晚、病程迁延者，易导致消耗、衰竭死亡。

（一）原因

发生原因多种多样，常见发生原因如下。

1. 疾病因素

所有支气管黏膜本身的病变，如支气管残端内膜结核、残端癌灶的残留、炎症、放射治疗与化学治疗后等，以及部分全身性疾病，如全身营养不良、贫血、糖尿病等，均可引起术后支气管黏膜愈合不良，造成支气管胸膜瘘。

2. 技术因素

外科技术问题是发生支气管胸膜瘘的主要因素，常见有支气管残端缝合过紧密或缝合不严、打结过紧造成撕裂、气管和支气管游离太广或剥离太光、残端的过度挤压等。另外，当气管、支气管有吻合口时，吻合技术问题及被吻合的气管、支气管吻合口对合不良造成吻合欠佳极易导致术后出现支气管胸膜瘘。因手术操作不当所致的支气管胸膜瘘，往往发生较早。

3. 感染因素

常见于术后胸腔的感染处理不当而致慢性脓胸的发生，为脓液对支气管残端的长期腐蚀及浸泡所致。支气管残端保留过长，可在支气管残端形成一盲端，该盲端易使分泌物潴留导致感染，除可引起所谓的术后残端综合征（发热、咳嗽等）外，亦是诱发产生支气管胸膜瘘的潜在危险因素。

（二）临床表现

1. 咳嗽

主要为刺激性，往往随体位变化而出现刺激性的剧咳，早期痰量多，有腥味，痰液中带陈旧性血液，性质与胸腔积液相似，之后则逐渐呈果酱色，当已发生脓胸时，可咳出胸腔内的脓汁痰。如向健侧卧位时，有稀薄水样痰咳出，则应考虑瘘口较小；如平卧时出现呛咳，并有大量痰咳出，则说明瘘口较大，有窒息的危险。

2. 呼吸困难

液气胸及余肺膨胀不全是引起呼吸困难的主要原因。

3. 高热

支气管胸膜瘘发生后，在咳嗽或体位变化时，可有液体进入支气管内，另外，支气管内的分泌物在吸气时也可进入胸腔，从而引起胸腔及肺部的感染，往往会造成患者的高热。

4. 查体

液气胸体征。肺内可闻及湿啰音。

5. 胸部X线

显示有明显的液气胸及余肺膨胀不全。

（三）诊断

依据典型的临床表现，结合以下检查方法诊断支气管胸膜瘘并不困难。

（1）胸腔穿刺抽出液与咳出痰液类似。

（2）亚甲蓝法：穿刺后向胸腔内注入2 mL亚甲蓝液，如果咳出蓝染的痰液即可确定诊断。

（3）乙醚法：往胸腔内注入乙醚0.5 mL，患者立即可呼出乙醚气味也可确定诊断。

（四）治疗

对于肺切除术后的支气管胸膜瘘，应根据引起瘘的原因采取不同的方法治疗。

1. 保守治疗

支气管胸膜瘘一旦发生，应立即行胸腔闭式引流术。胸腔闭式引流管必须放置得当（置于胸内残腔最低点）且引流通畅，使胸腔内的气液体得到充分引流。对于早期的局限性支气管胸膜瘘，最好在X线下定位后再行胸腔闭式引流术，同时加强有效的抗感染和支持治疗，并取得患者的配合，往往在瘘口较小时，可自行愈合。对一些瘘口较小的患者可经纤维支气管镜局部以硝酸银烧灼，或经纤维支气管镜注入适量医用生物胶，达到促进瘘口愈合的目的。

2. 手术治疗

对于术后近期发生的支气管胸膜瘘和气管、支气管的吻合口瘘，特别是发生于术后48小时以内者，主张应紧急采取手术治疗，行支气管残端修补或重新吻合术。此时当机立断地手术，既能达到治疗漏气的目的，又能避免脓胸的发生。在这一点上，笔者的临床经验表明，采取紧急手术治疗的患者无一例发生脓胸，治疗效果均良好，而保守治疗的病例大多不令人满意。

对于慢性支气管胸膜瘘很长时间不能愈合者，经充分抗感染治疗和支持治疗后，在感染基本控制的情况下可考虑再次开胸行手术治疗。有些患者还可再次缝合支气管，切除支气管残端，或扩大切除，如肺叶切除术后发生的支气管胸膜瘘，可酌情行余肺切除术。也可用胸壁带蒂肌瓣或带蒂大网膜行瘘口及脓腔填塞包埋，追加或不追加胸廓成形术。普斯卡什（Puskas）等报道，对慢性支气管胸膜瘘进行直接缝合，并用带血管蒂加固，大部分患者获得成功。范涛在《现代胸心外科学》中详细介绍了支气管残端修补治疗支气管胸膜瘘的方法，也有人不主张采用支气管残端部分切除重新缝合术。

3. 激光治疗

国内谢再伦等研究学者的实验表明，经纤维支气管镜找到瘘口，将局部脓性分泌物吸尽，经纤维支气管镜插入氩激光光导纤维，照射瘘口周围组织，对肺叶切除术后发生的支气管胸膜瘘取得了较好效果。激光修补瘘口是利用光热效应达到治疗的目的。氩激光波长为4880 nm，能量集中，光斑小，准确性高，对组织渗透性较强，且能对深部组织发挥作用。氩激光照射支气管残端后，可引起残端内的黏膜损伤、机化粘连凝固，从而"焊接"瘘口，另外，深层组织由于渗透的光能转化为热能的热敷作用，局部血管扩张，血液循环增强，达到改善新陈代谢，促进炎症吸收的目的。另外，激光能使纤维母细胞活化，促进瘘口周围新鲜肉芽组织的形成，从而使瘘口永久闭合。

4. 胸腔镜治疗

在电视胸腔镜下找到瘘口，向瘘口及其周围喷洒滑石粉，或于瘘口局部涂抹纤维蛋白胶均有取得满意效果的报道。但胸腔镜治疗肺手术后支气管胸膜瘘并不能代替剖胸手术，虽有可喜的应用前景，但也有一定的局限性。

（五）预防

（1）术前应加强支持治疗，积极纠正低白蛋白血症和水、电解质紊乱，控制炎症，结核患者应进行抗结核治疗。术前行放化学治疗的肺癌患者，最好于放射治疗、化学治疗结束2周后再考虑手术，避免炎症水肿期手术。

（2）正确的手术操作技术是预防支气管胸膜瘘的关键，一个好的胸外科医师应虚心学习别人的长处，不断改进自己手术操作技术方面的欠缺，学会各种复杂问题的处理方法，才能避免或预防此类恶性并发症的发生。目前，仍有不少学者主张将支气管残端或吻合口用周围组织包埋或涂抹医用蛋白胶，在一些情况下，作为补救措施，不失为一种好的保护方法。

（3）术后加强围手术期的管理，鼓励患者勤咳嗽、多活动，使术后余肺膨胀良好，减少胸腔积液和各种感染的存在，能有效地预防支气管胸膜瘘的发生。

三、气管、支气管支架置放术并发症

用支架支撑治疗气道狭窄可以追溯到19世纪末，1872年，柏林的特伦德伦伯（Trendelenburg）首次报道了用内置金属螺旋弹簧橡胶管临时治疗一颈部气管狭窄的女性患者取得成功，1964年，蒙哥马利（Montgomery）首创硅胶"T"型管治疗声门下狭窄，至20世纪80年代，金属支架也已成功应用于气管狭窄的治疗，这之后，各种气管、支气管支架不断出现。目前，临床应用最广泛的是Novastent可塑硅胶支架和Gianturco、Wallstent金属支架。

（一）气管、支气管支架置放术适应证

（1）长期机械通气造成的气管狭窄。

（2）不适于外科手术的良、恶性狭窄。

（3）用激光、放射治疗或其他扩张方法均无法解决的气管支气管狭窄。

（4）放射治疗中的气管、支气管梗阻。

（5）局限性或广泛性气管支气管软化症。

（6）各种原因引起的气管、支气管食管瘘。

（7）肺移植和心肺移植后支气管狭窄等。

（二）气管、支气管支架置放术禁忌证

（1）晚期恶性肿瘤并全身状况极度衰竭者。

（2）病变累及范围较广，估计安放支架后亦不能纠正气管阻塞者。

（3）心、肝、肾功能衰竭。

（4）凝血机能明显异常者。

（三）手术注意事项及术后处理

手术准备同普通胸部外科手术，手术器械应准备齐全。重要是在支架类型的选择上，应根据疾病种类、病变部位、阻塞程度选用，掌握置入简单、易于移除和再放入的原则，选择那些组织反应轻微、能够保留发音功能、不易被过度生长的肿瘤组织阻塞、对分泌物清除影响小、能够保持充分通畅的气管管腔的支架。手术采用平卧位，全身麻醉，视情况决定是否需要气管插管。

支架安置完成后，当患者从麻醉中清醒后，短暂的喉头水肿可引起暂时性气道梗阻，一般2日内即能改善。T型管置入术后24小时需堵塞外口，以防分泌物形成干性痰痂，脱落造成窒息，但若堵上后患者不能耐受，则保持开放即可。短期应用肠道外类固醇药物对改善局部水肿可能有帮助。气道狭窄解除后，阻塞引起的感染因素及支架刺激会致呼吸道分泌物大量增加，而影响支架气管壁的排痰功能，因此，在手术后2周，持续雾化吸入对保持分泌物稀释和防止分泌物干固在管壁上是十分必要的，这对于T型管侧管开放及支气管支架很细的患者尤其重要。应鼓励患者咳痰，在出院前教会患者独立清洗和经T型管吸痰。术后应定期复查，及时发现问题并及时解决。

（四）常见手术并发症及其预防

1. 支架滑脱

支架滑脱可由多种原因引起，如用力咳嗽、急诊气管插管、恶性肿瘤放射治疗和化学治疗后、气管壁软化的良性狭窄、短支架安放在漏斗型狭窄等。支架滑脱多见于硅胶支架，发生率为 6.1% ~ 10.2%，金属支架滑脱率较低，也有报道 Gianturco 支架滑脱率很高，并且容易发生金属网破裂的情况。支架滑脱移位后会立刻引起病人的一系列临床症状，如咳嗽、气急加重、发音困难或声嘶等。胸部 X 线、纤维支气管镜检查能及时确诊。支架滑脱后应及时取出，并根据情况决定是否再重新放置。

2. 误吸

误吸常常发生于T型管插入后不久或者发生在置管后2个月内，原因是在吞咽时安放的T型管影响了会厌的下降和声门的关闭。因此，安放T型管时不应草率，而应反复努力、仔细认真。

3. 复发性阻塞

复发性阻塞多由肉芽组织过度增生或恶性肿瘤过度生长引起，从而发生置管后的再阻塞。支架本身对人体来说是一异物，它与黏膜、软组织接触、摩擦，无疑有机会形成慢性细菌感染，最后出现肉芽组织增生，尤其易发生于金属支架。新的阻塞症状往往是严重的，甚至有致命的危险。纤维支气管镜可明确阻塞的严重程度，利用激光、电凝的方法切除再生组织，必要时更换支架。因肿瘤狭窄所置管者置管后应及时配合放射治疗或化学治疗，可以减少或延缓因肿瘤组织生长而引起的再阻塞。

4. 分泌物阻塞

支架在开始应用时或应用后常发生分泌物在气道内潴留并阻塞气道的情况，尤其是COPD患者或年龄较大、体弱乏力的患者。如果声门下明显狭窄，T型管则只能放到声带的上方，干燥的分泌物可能阻塞管腔。这种情况多发生在硅胶支架，可见于T型管的侧管长期开放且没有湿化及患者未及时清洁T型管时。因此，术后应用雾化吸入，保持气管分泌物相对潮湿，鼓励患者咳嗽，促使气管分泌物排出，经纤维支气管镜吸出黏稠的痰液等是十分必要的。

5. 支架自发性破裂

支架自发性破裂往往是支架质量有问题，若操作不规范也可引起。最常见于置放在气管隆嵴部位的支架。一旦发生应尽快更换处理。

6. 大出血

大出血非常少见。偶发生于金属网破裂造成邻近肺血管腐蚀引起致命性的大出血。选择适宜直径及扩张力的支架可预防其发生。

7. 气管壁穿通

气管壁穿通易发生于金属支架，见于支架扩张不均匀、支架断裂或支架两端边缘锐利时，另外，亦常发生于不规范的操作，在这方面应引起足够重视。预防措施应选择顺应性好的支架，注重操作动作轻柔、规范。

8. 窒息

窒息多由麻醉时气管松弛引起。对梗阻症状严重的患者最好局麻下清醒插管。

9. 气管内新生物脱落

麻醉插管及置管时均可引起气管内新生物脱落。支架置入后应常规行纤维支气管镜检查，以便及时取出脱落的肿物。

四、气管食管瘘

气管食管瘘极少发生于肺切除术后，一旦发生，多为致命性的，治疗起来费钱费力。手术操作规范及围手术期的正确处理，是防止该并发症发生的关键。

（一）发生原因

（1）最常发生于长期行人工呼吸并留置鼻胃管的患者，带套囊的气管插管将气管后壁膜部和食管前壁压迫于胃管上，导致全层坏死和瘘管形成，即所谓的"H"瘘。

（2）手术中食管和气管壁受到直接或间接的损伤，见于术中的广泛粘连、晚期肿瘤的直接侵犯、电刀电凝止血等。

（3）术后慢性、持续性的胸膜腔感染，也有可能引发气管食管瘘，且多发生于支气管，通常右侧多于左侧。

（二）临床表现与诊断

带有唾液性质的气管分泌物明显增多是该并发症发生的先兆。主要临床表现是进食时，尤其是进流质饮食时发生严重的呛咳症状，由此患者常惧怕进食。也有的患者并无以上典型表现，而是表现为原因不明的反复和顽固的咳嗽、发热、胸闷、胸痛等以呼吸系统并发症为主的临床体征。

该并发症确诊比较容易。胸部X线可见肺部的炎性改变，明确炎症的部位和范围；纤维支气管镜检查可直接发现瘘口的大小及所在，瘘口大时甚至可看到胃管；纤维食管镜检查亦可清楚看到瘘口的大小、位置及局部病变情况。一般不用做造影检查。

1976年格里约（Grillo）、库伯（Cooper）等研究学者根据支气管镜检查的情况，将气管食管瘘分为五级，为临床治疗提供了很大的帮助。

0级：外观基本正常。

Ⅰ级：表现为黏膜炎症或表浅溃疡。

Ⅱ级：黏膜溃疡深达软骨，并看到一两个软骨环。

Ⅲ级：气管环广泛暴露，并有软骨破损碎片。

Ⅳ级：深溃疡，暴露软骨片或见到软骨缺损区。

（三）治疗

手术是治疗该并发症最为有力的手段，一旦明确诊断，即应采取以手术治疗为主的一系列治疗。

1. 治疗原则

加强支持，控制感染，减少或根治气管到食管的交通。

2. 一般治疗

禁饮食，尽量减少食物对气管的刺激，避免加重肺内感染的发生。最好拔除鼻胃管，减少气管插管套囊的充气压力，并尽可能将套管置入瘘口之下。因反复感染营养消耗，患者常存在有不同程度的脱水、贫血，甚至衰竭，以及心肺储备功能下降、免疫功能降低、抗感染能力降低。因此，术前应加强支持治疗，包括输血、输液，纠正脱水及电解质紊乱，病情严重者最好采用完全肠道外静脉高营养，或施行空肠造瘘或胃造瘘术，以改善患者的一般情况。另外，应积极抗感染，选用有效的抗生素治疗肺部感染及纵隔炎症。

3. 手术治疗

气管食管瘘的手术治疗方法很多，应根据患者不同的具体情况，制定最佳的治疗方案。

（1）瘘口切断修补术。适用于瘘口较小、气管损伤较轻、修补后不至于引起狭窄的病例。术中确认瘘口，切断瘘管，以无创伤线间断缝合气管缺损，再双层缝合食管缺损，并将一带蒂肌瓣置入食管、气管瘘口封闭处之间，以防止瘘的复发。

（2）瘘口旷置术。大的气管食管瘘采用分别修补后，有裂开和狭窄之虞，此种情况下，可将气管食管瘘旷置，并将瘘口两端的食管严密缝合，行各种食管的改道手术。瘘口旷置术的优点是避免了有张力的气管修补处处于急性感染区，同时也避免了大缺损修补后近期裂开及狭窄；缺点是与气管相通的食管有一盲端，但一般不会是再感染的来源。

（3）瘘口切除，气管重建、食管修补术。对于气管食管瘘病变已累及气管全周且因炎症、纤维组织增生不能修补者，或气管瘘口过大不能缝合修补而勉强修补将引起狭窄者，或第一次气管食管瘘修补术后发生狭窄者，应将损伤的气管切除，同时行一期气管端端吻合术。双层缝合食管缺损，并在食管与气管缝合处之间置入带蒂肌束。

马西森（Mathisen）于1991年报道了处理大量非肿瘤性气管食管瘘的令人信服的经验。38例患者共实施手术41例次，9例瘘口较小，气管无异常，给予简单的瘘口切断和关闭。另外29例施行了气管切除和食管修补。3例瘘复发，有2例再次手术切除，另1例瘘单纯引流后痊愈。手术死亡4例，存活的34例患者中，33例可正常经口进食。5例患者因修补处食管狭窄而行食管扩张术。国内高成新报告了26例非肿瘤性气管食管瘘的治疗结果，手术治疗23例，均修补成功，恢复正常进食。因此，该并发症一期修复大都能获得满意的效果，且复发率低。

第三节　肺切除术并发症

一、手术中血管的损伤

（一）肺动脉损伤

1. 原因

（1）血管周围粘连致密，无法游离血管鞘。

（2）炎症或者老年性动脉粥样硬化致血管壁组织脆弱。

（3）血管解剖结构变异。

（4）操作损伤，特别是肿瘤或者肿大淋巴结侵犯肺动脉时。

2. 处理

手术中一旦发生肺动脉意外损伤而引起大出血，术者必须保持镇静，切忌用血管钳盲目钳夹，以免造成更大的损伤。应立即用手指轻柔捏住或者压迫血管破损处，洗净周围血液，如有可能，游离破损周围阻碍操作的组织，清理不必要的手术器械，判断可能损伤的血管。耐心按压破损处数分钟或者十余分钟后，慢慢放松手指，看清出血处。若经按压已无明显出血，则立即用4-0号或5-0号不可吸收滑线做连续缝合。如经按压仍有大量出血，应考虑在破损处近心端，甚至可以打开心包在肺动脉干暂时阻断血流，以便连续缝合破口。如果损伤的是非切除肺叶的一个小分支，管径比较细，可予以结扎，一般不会引起术后余肺缺血。如果损伤的血管管径较粗大，经努力设法修补未成功者，则只能切除损伤的血管所支配的肺叶。

（二）肺静脉损伤

1. 原因

（1）肺静脉周围粘连致密。

（2）肿瘤与肺静脉壁粘连或者已经侵犯静脉壁。

（3）肺静脉解剖变异，如上下肺静脉共干。

（4）操作损伤。

2. 处理

探查时需仔细，在游离肺静脉前应充分评估肺静脉周围的粘连程度、肿瘤的侵犯程度，判断心包外有无足够的解剖间隙以供游离，必要时应果断打开心包，于心包内处理。在结扎离断肺静脉前，需再次明确所结扎血管的引流区域，探明有无共干情况。术中发生肺静脉损伤后，术者同样必须保持镇静，切忌用血管钳盲目钳夹，以免造成更大的损伤。应立即用手指轻柔捏住或者压迫血管破损处，洗净周围血液，如有可能，游离破损周围阻碍操作的组织，清理不必要的手术器械，判断可能损伤的血管。耐心按压破损处数分钟或者十余分钟后，慢慢放松手指，看清出血处。若出血已明显减少，则立即用4-0号或5-0号不可吸收滑线做连续缝合。如经按压仍有大量出血，无法看清出血处，应考虑在破损处近心端，甚至可以打开心包在心包内结扎肺静脉，再在出血处远心端结扎控制出血。如果是肺静脉共干而又不慎将其离断，则一般需改为全肺切除。如果患者肺功能不允许行全肺切除，则应设法将两个断端重新吻合。必要时可请血管外科或者心外科医师上台协助吻合，尽量缩短肺血流阻滞时间，尽可能减轻术后肺水肿的程度。术后适当应用利尿剂和激素，并严格控制入水量，防止急性呼吸窘迫综合征（ARDS）的发生。

二、手术中气管、支气管损伤

（一）原因

（1）转移肿大淋巴结与气管、支气管致密粘连，清扫时损伤。

（2）非转移淋巴结如淋巴结结核、钙化等与气管、支气管致密粘连，清扫时损伤[①]。

（3）气管、支气管成形术中，未予以充分游离、减张，断端缝合时缝线割裂气管、支气管。

（4）肿瘤巨大、变异等情况下，或手术野及解剖结构不是非常清晰的情况下，贸然使用电刀、电钩、超声刀、剪刀等盲目切割或止血，伤及气管、支气管。

（二）预防

（1）清楚了解气管、支气管解剖，在游离气管、支气管周围组织时应小心谨慎，仔细确切操作。

（2）行支气管成形术时，在保证残端血运的情况下，尽量充分游离减张。

（3）操作必须确切，直视下准确止血、游离，避免盲目操作。

三、手术后肺栓塞

肺栓塞是引起胸部手术后患者死亡的一个重要原因，5%～15%的术后死亡是源于严重的肺栓塞，进入肺动脉的栓子多是来源于体静脉的血栓。肺栓塞的早期诊断正确率低，死亡率高，症状易与成人型呼吸窘迫综合征、心律失常、肺不张等其他并发症相混淆。

（一）静脉血栓的诱因

（1）凝血机能的亢进：手术创伤的应激反应使纤维蛋白溶解系统受到抑制、凝血机能亢进。恶性肿瘤组织可分泌一些促进凝血机能的生物因子。

（2）血流缓慢：术中、术后患者相对长时间的卧床及术中摆放体位的不当、固定器具的压迫，以及术后低血容量、肥胖、高龄、合并下肢静脉曲张均可使血流缓慢。

（3）静脉血管受损：术中静脉穿刺，特别是下肢静脉的损伤。

（二）诊断

肺栓塞往往在患者术后经过一段时间卧床后初次下地活动行走时突然发生。

---

① 陈志阳，孙丽，刘伟，等. 不同肺保护性通气策略对肺切除术术中通气和术后肺部并发症的影响[J]. 临床与病理杂志，2022，42（01）：159-165.

患者可表现为突然剧烈的胸痛、呼吸急促困难、心动过速、发绀、晕厥，甚至猝死。心电图检查可以发现ST段的抬高或压低。胸片可以显示肺动脉的扩大而肺门饱满、肺野的血管影减少而肺的透亮度增高、局部肺不张等。血气分析多有血氧分压的下降。但以上检查多无明显特异性。肺通气血流放射性核素扫描或者胸部强化CT后肺动脉造影重建是明确诊断的重要方法。肺通气放射性核素扫描可以显示正常，但血流放射性核素扫描可以发现栓塞部位外侧呈楔形冷区域。肺动脉造影可以明确血栓的大小和栓塞的部位范围。

（三）治疗

1. 抗凝疗法

抗凝疗法的主要药物是肝素。除了有明确的使用肝素禁忌证外，一旦诊断肺栓塞，应立即并持续使用。

2. 溶栓疗法

在抗凝的同时，可以积极考虑溶栓。主要药物为尿激酶。

3. 取栓疗法

经抗凝溶栓治疗后，症状的改善需要2～4小时，血流动态的改善也需要6～8小时。如果经保守治疗无好转，应积极考虑取栓。当收缩压在90 mmHg以下、尿量在20 mL/h、血氧分压在60 mmHg以下时，应是取栓术的适应证。以前大都通过开胸手术取栓，现多采用微创的方式，即通过介入方法经上腔或下腔静脉置入导管取栓，具有创伤小、恢复快的优点。

4. 下腔静脉滤网放置

由于引起肺栓塞的血栓多来源于下肢静脉，为了预防血栓进一步进入肺动脉，可考虑放置下腔静脉滤网过滤血栓。

（四）预防

（1）术中固定患者体位时应避免器具的压迫使下肢静脉血液的回流发生

障碍。

（2）注意术中的保暖措施。

（3）尽可能避免下肢静脉穿刺。

（4）及时输液或输血补充血容量，防止患者血容量不足。

（5）鼓励患者卧床期间积极进行下肢活动、定时翻身，以及尽可能早期下床活动。

（6）对年老体弱者予以下肢按摩，帮助血液循环。

（7）积极抗炎，预防败血症。

四、支气管胸膜瘘

支气管胸膜瘘是肺叶切除术后严重的并发症之一，延长住院时间，增加住院费用，增加患者痛苦，增加死亡率。尤其是全肺切除的患者，尤其应该预防支气管胸膜瘘的发生。

（一）原因

（1）支气管残端血运破坏。

（2）术后肺部感染及支气管残端感染。

（3）术前进行放射治疗或者化学治疗。

（4）营养不良。

（5）术后长期的机械通气和气压伤。

（6）支气管残端肿瘤残余。

（7）胸腔积液长时间浸泡支气管残端。

（二）诊断

及时诊断支气管胸膜瘘对于预防病变进一步恶化至关重要，特别是对全肺切除的患者。

（1）随体位改变而发生顽固突发性咳嗽。

（2）痰的性状发生改变，最为典型的是咳出痰液同引流液性质相仿，而且量多。

（3）发热，常有高热，持续不退。

（4）胸片显示患侧出现液气胸。

（5）纤维支气管镜检查可明确诊断，或者于胸腔内注入亚甲蓝，咳出蓝色痰液也可明确诊断。

（三）治疗

目前支气管胸膜瘘大多可通过保守治疗而治愈，只有少数患者需要二次手术修补。

（1）充分引流胸腔积液，促进余肺及时复张。一部分患者可以通过单纯胸腔闭式引流而治愈，还有一部分患者在闭式引流术后需要开放引流。

（2）积极抗炎治疗。支气管胸膜瘘发生后均会发生脓胸，应对胸腔引流液行细菌培养加药敏检查，根据药敏结果选择有效抗生素进行长期彻底的抗炎治疗。同时，还可以用抗生素行胸腔冲洗，加快炎症消退。

（3）营养支持。患者发生脓胸后，会持续发热，增加消耗，此时在充分引流及抗炎的基础上，必须加强补充营养，才能够使瘘口尽快愈合。

（4）支气管镜封堵。有的医院采用支气管镜下用生物胶或者气管支架封堵瘘口，以减轻胸腔感染，缩短恢复期。此法可行，但不是都能成功。

（5）二次手术缝合。对于发生于术后早期、诊断及时且瘘口较大的支气管胸膜瘘，可考虑手术修补，但手术效果并不确定。由于感染和炎性反应，安全地暴露支气管残端比较困难，而且由于感染和组织炎性水肿，即使瘘口缝合了组织也不一定能够愈合。所以如果采取手术的方法来解决，最好将残端的末端炎性水肿明显的部分切除，再次缝合，并应用周围血供良好的组织来覆盖，同时将胸腔内的纤维素或纤维板清除并彻底冲洗。术后仍需要加强引流、咳嗽张肺及营养支持。

（四）预防

（1）术中在保证完整切除肿瘤及彻底清扫淋巴结的前提下，尽量保护支气管残端血运，尽可能保留支气管动脉，不要将支气管游离得过长，残端不要保留过长。

（2）术前接受放射治疗或者化学治疗的患者，术中应利用其他具有血供的组织如支气管残端周围胸膜、带蒂的肋间肌等覆盖残端。

（3）对于中心型肺癌，术中必须行快速冰冻病理检查以避免切缘肿瘤残留。

（4）术后鼓励并采取有效措施协助患者咳嗽排痰，促进肺复张，避免残腔形成，并应用有效抗生素预防肺部感染。

五、肺漏气

（一）原因

（1）肺叶切除时，如果肺裂发育不好，没有在真正的叶间裂处剥离，会使肺创面漏气。

（2）肺段切除时，肺创面漏气。

（3）严重胸膜腔粘连时，分离粘连可造成肺脏胸膜破损，导致漏气。

（4）严重肺气肿患者，肺创面，甚至针眼、钉眼均能形成漏气。

（二）处理

（1）促进肺复张，使胸膜腔被复张的肺所充满，脏胸膜与壁胸膜形成粘连后，大多数漏气可在1~2天停止。

（2）给予持续负压吸引，直至漏气消失或者明显减轻后再继续普通胸腔引流。

（三）预防

（1）术中仔细辨认叶间裂，从真正的叶间裂分离肺叶。如果叶间裂发育不全，最好使用直线切割缝合器来处理。胸腔镜肺叶切除术可采用单向式的方法，可最大限度减少肺漏气的发生。

（2）合并肺气肿者，可在钉仓加以人工材料，如生物修补膜、心包片等，以减少针眼漏气。

（3）手术结束时关闭肺创面，如果试水创面有明显漏气处，可给予褥式缝合。

第四节　胸壁手术并发症

胸壁是指胸部皮肤与胸膜壁层之间的皮下组织、胸壁浅层肌肉、肋间肌、肋骨、肋软骨和胸骨等。

由胸壁和胸膜手术引发的并发症主要包括以下两个方面。

一、胸壁缺损

（一）病因

胸壁肿瘤切除术后及胸骨肿瘤切除术后。

（二）诊断与鉴别诊断

胸壁肿瘤切除术后，胸壁局部缺失，可因胸壁软化引起反常呼吸，在吸气时内陷，呼气时外凸，表现为显著的呼吸困难和发绀。另外，缺损不能以皮肤肌肉完全覆盖是产生术后并发症和死亡的主要原因。

（三）治疗

临床实践表明，肿瘤切除术后胸壁缺损面积小于5 cm×5 cm的可直接缝合，无须胸壁重建。缺损面积在6 cm×7 cm以上者，如周围无组织覆盖，必须进行胸壁修补重建，以保证胸廓正常的呼吸功能。

胸壁缺损的修复材料应具备以下条件。

（1）有很好的支持力，能防止胸壁浮动及反常呼吸。

（2）能长期置于体内，不发生松动，且能透过X线。

重建胸壁选用的材料通常为自体组织和人工合成制品两大类。自体组织修补胸壁缺损包括骨、阔筋膜、肌瓣、皮瓣、大网膜等，可直接修补较小的胸壁缺损。人工合成制品包括金属网、钢针、涤纶布、有机玻璃、硅橡胶片及Marlex网等。有文献报道过用涤纶和钢丝等金属材料以试图增加坚固性的情况，但术后易出现感染、积液、松动现象。为达到胸壁的坚固性与密封性，采用较简便、可靠的自身组织取材修补法，对于减少局部异物刺激及感染的发生，效果较为理想。

近年来，随着胸壁缺损修补方法及材料的改进，可以做到在彻底、大块地切除胸壁肿瘤以后不发生呼吸困难或胸壁反常呼吸，降低了手术死亡率。任何情况下施行胸壁重建术，都应考虑到重建的胸壁必须是完全封闭、坚固的，又可充分活动，以保证正常的呼吸功能，同时，坚固的胸壁应给内脏以良好的保护和抗感染作用。

二、术后切口并发症

（一）切口血肿形成

切口血肿的危害性不仅在于它对切口愈合的不良效应，还在于它为切口感染提供了病灶。通常认为，血肿形成内压，随之阻塞皮肤血液循环，构成坏死，且有人认为血肿有一种毒性作用，能促使坏死的发生。

1. 诊断与鉴别诊断

胸部切口往往肌层较厚，或有些切口局部有几层肌肉，若缝合不好，肌肉止血不彻底，手术后常可出现血肿。

2. 治疗

只要在缝合切口时止血更仔细一点，该并发症是可以避免的。

（二）切口无菌性液化坏死

普通胸部外科手术切口一般均较长，范围广，切断的肌肉层厚，且部分患者胸背部有较多的脂肪组织。在普通胸部外科临床，另一种切口并发症为无菌性液化坏死，导致切口延缓愈合。

1. 病因

（1）由于剖胸切口多较长，侧胸壁肌肉层厚，剖胸时常以血管钳钳夹肌层，若钳夹压榨过紧，时间过长，便可使局部肌肉变性坏死。肌层缝合过于严密，打结过紧，致局部血运差，也可造成肌肉坏死。

（2）目前常用电刀切开皮下组织及肌层，这样速度快，止血效果好，但有时电刀火花过大，或电刀停留在局部时间过长，可造成局部组织Ⅰ度烧伤而导致手术后局部肌肉、脂肪组织坏死、液化。

（3）利用甲醛熏蒸的缝线，有时在使用前未能严格清洗，缝线上的甲醛可能刺激局部组织产生炎性肉芽肿。

（4）普通胸部外科手术后外侧切口部分在背部，如患者手术后长期平卧，背部切口血运明显受限，会造成压迫后坏死。

2. 诊断与鉴别诊断

（1）切口无菌性液化坏死一般多无发热症状，或仅有轻度低热，常在手术后1～2周出现切口局部略红，有积液或浆液渗出，在无合并细菌感染时，渗出物培养往往无菌生长。

（2）如已拆线，切口可局部裂开，裂开的切口可见有液化的脂肪和水肿的肌层，且这种切口一旦裂开，如未能及时处理或处理不当，数天后多可合并细菌感染，清淡的浆液性渗出很快会成为脓性渗出。

3. 治疗

发生切口无菌性液化坏死，应及时进行清创，将切口彻底引流，清除积液、坏死的脂肪组织及异物缝线，并以浸过含有抗生素溶液的生理盐水纱布湿敷，2天后如渗出不多可行Ⅱ期缝合。如仍有渗出或已明显有脓性渗出物，可用康复新液浸泡的纱布湿敷换药；如渗出不多但局部肉芽组织不多时，可用凡士林纱布填塞，以促使肉芽组织增生。

4. 预防

（1）术中尽量避免产生无菌性液化。如手术切开胸壁时，注意电刀不要烫伤表皮层，电切勿过大，停留在组织上的时间也要尽量短。

（2）对肌肉的出血进行止血时不要大块钳夹、大块结扎。

（3）缝合肌肉时缝线要清洗，注意缝合时肌筋膜一定要缝合严密，而肌纤维不必缝得过紧。

（4）手术后经常鼓励和帮助患者坐起，防止长时间平卧压迫背部伤口。

（三）切口裂开

1. 病因

切口裂开是切口愈合情况差的有力证明，而影响切口愈合的因素包括局部因素和全身因素。

（1）局部因素如下。

①切口的局部血供：良好的血供能力为切口愈合处提供氧和养料，并运走代谢产物，是愈合成功的基础。血供受解剖位置、切口部位、继发于压迫的缺血、本身疾病（特别是动脉粥样硬化），以及缝线张力的影响。

对于普通胸部外科手术常用的后外侧切口来说，手术后一旦拔出了胸腔引流管，就要鼓励患者适当侧卧，或采取坐位，以减少身体重量对背部切口的压迫，防止其愈合不良。

②血肿：血肿的危害性不仅在于它对切口愈合的不良效应，还在于其为切口感染提供了病灶。通常认为，血肿形成内压，随之阻塞皮肤血循环，构成坏死。胸部切口往往肌层较厚，或有些切口局部有多层肌肉，若缝合不好，肌肉止血不彻底，手术后常可出现血肿。

③感染：感染是切口愈合最常见的并发症，当感染存在时，细菌和炎症细胞消耗氧及其他养料，以致纤维母细胞代谢受损，且感染会使胶原代谢紊乱，胶原成分减少，导致切口裂开。任何妨碍血供的因素均能影响局部炎症反应，有利细菌生长，如广泛的组织损伤、手术技术粗糙、血肿、异物等。

普通胸部外科手术后感染除上述原因外，有些疾病本身污染较重，如脓胸、支气管胸膜瘘、吻合口瘘、肺脓肿等，如果手术中污染较重，或无菌操作不当等，均可能造成手术后切口感染。另外，普通胸部外科手术中还有一种常见的特异性感染，即切口结核菌感染，常发生于结核性脓胸、胸廓成形术等手术切口，一旦感染结核菌，则切口生长更为困难，肉芽组织晦暗，长期不愈，反复渗出，往往只有再次手术切除创刨面才能愈合。

（2）全身因素如下。

①年龄：普通胸部外科中老年患者较多，而切口愈合的并发症多发生于老年人。主要原因是老年人营养状况一般较差，局部血供不良，组织再生能力相对较

弱，多为恶性肿瘤而手术全身消耗大，等等。

②糖尿病：糖尿病患者的切口感染率较无糖尿病者至少高10%。实验表明，缺乏胰岛素的动物胶原积聚减少，早期血管生长受限，在给予胰岛素时则能改善之。糖尿病性动脉硬化及其小血管的分布状态不正常是影响愈合的另一主要因素。

③激素：大剂量类固醇能抑制愈合过程，降低切口张力。类固醇可抑制炎症期，并使毛细血管、纤维母细胞及基质都随之受影响，普通胸部外科手术后常常由于大量输血、患者高热且一般退热药不能缓解、严重的支气管哮喘等因素使用较多的激素，一般在手术后几天应用激素对伤口愈合并无影响，但切忌连续使用。

④贫血与低白蛋白症：严重贫血，特别是有低血容量及继之出现的组织缺氧与切口愈合不良有关。出现低白蛋白血症时，纤维增生和胶原合成不足，血浆胶体渗透压改变，组织容易水肿，同时氨基酸也少，切口生长的有利因素不足。

⑤肥胖：由于肥胖，胸壁的皮下脂肪多，特别是成年女患者，往往难以消灭组织的无效腔，止血难度大，且普通胸部外科手术中电刀的使用频度高，容易使脂肪产生液化，从而使切口容易形成血肿，妨碍伤口愈合。故手术缝合时一定要注意将胸壁仔细缝合，但皮下组织线结不宜过紧，以防出现线结反应。

⑥维生素：维生素C缺乏对胶原合成和愈合不利，并可能对巨噬细胞的吞噬和游走有不良作用，从而影响机体对感染的易感性，故仍应坚持常规让胸外科患者手术前口服维生素C及复合维生素B，并在手术后及时补充水乐维他等高效维生素。

2. 治疗

在辨明造成裂开原因的基础上做出处置，进行重新缝合。

第五节　食管、贲门切除及重建术并发症

一、术中血管损伤

（一）胸主动脉损伤

1. 原因

（1）术前对肿瘤或淋巴结是否侵及主动脉判断不清楚，如CT发现食管肿瘤和主动脉夹角大于90°或者食管、主动脉、脊柱的间隙消失，要警惕主动脉弓或降主动脉受侵。

（2）术中决策失误，如肿瘤已侵及主动脉外膜或弹力层，仍强行用撕脱或锐法解剖肿瘤，导致主动脉损伤。

（3）手术中解剖不清误伤主动脉。

2. 处理

（1）发现主动脉破损后，应立即用手指压住出血处，多能暂时止血，及时通知麻醉师、巡回护士、血库，备好吸引器、修补器械等。

（2）手指压住出血处，游离肿瘤，并将肿瘤牵开以暴露破损处。如游离困难，应大体切除肿瘤并牵开，尽量暴露。如果游离肿瘤非常困难，可先用硝普钠降压，之后在主动脉分出左锁骨下动脉以远的部位和破口下方游离主动脉，用主动脉钳完全阻断主动脉，然后游离肿瘤或大体切除肿瘤后牵开，以暴露破口。

（3）如为食管滋养血管损伤后回缩出血，可用单纯指压法止血。对于一部分血管弹性好、凝血功能正常的患者可达到止血的目的。

（4）如果破口较小，单纯指压法不能止血，可迅速用无创伤线缝合止血。

（5）如果破口稍大，可用侧壁钳或心耳钳部分阻断法，然后用无创伤线缝合止血。

（6）如破口较大，可用主动脉完全阻断法或者体外循环转流，再行破口缝合。

（二）奇静脉损伤

奇静脉损伤一般发生在经左胸行食管胸中下段癌手术中。

1. 原因

（1）肿瘤外侵或紧密粘连奇静脉。

（2）放射治疗后食管肿瘤周围局部水肿粘连严重。

（3）手术操作游离肿瘤时撕脱或者盲目锐性解剖伤及奇静脉。

2. 处理

（1）发现奇静脉损伤后，应立即将手指通过破裂的纵隔胸膜深入右胸腔，在脊柱右缘压迫破口止血，由于奇静脉压力低，此法可暂时止血。

（2）助手牵开降主动脉，必要时通过摇手术床的方法求得良好的暴露。从下向上游离奇静脉直至靠近破口，结扎近、远端奇静脉。

（3）奇静脉弓损伤后，由于左胸径路下暴露不清，往往处理困难。一旦盲目钳夹，可能导致更大的损伤和出血。故损伤后应立即按压止血，然后游离主动脉弓处2～3支肋间血管，将主动脉弓向上提起，暴露好后，准确钳夹缝合止血。

3. 预防

术中仔细探查肿瘤和周围组织的关系，如发现肿瘤和奇静脉关系密切，应让助手用手或者主动脉钩牵开降主动脉，先在其下方剪开右侧纵隔胸膜，解剖和游离肿瘤下方的奇静脉，明确肿瘤和奇静脉的关系，再仔细解剖肿瘤。如果肿瘤侵及奇静脉，应先结扎奇静脉远端并切断，之后再解剖肿瘤。

（三）胃左动脉、腹腔干损伤

1. 原因

（1）胃左动脉及腹腔干的损伤多由于转移肿大的淋巴结包绕或紧密粘连血管，术中在分离或清扫淋巴结时误伤。

（2）手术中游离胃时切断胃左血管后大束结扎胃左血管及周围脂肪组织，结扎线脱落导致胃左动脉回缩出血。也有不少术后胃左血管结扎线脱落至大出血死亡的病例。

2. 处理

（1）胃左动脉结扎线脱落，应立即用手指在胰腺上缘抓住滑脱的胃左血管和周围组织控制出血，显露好后再准确钳夹止血再缝扎。

（2）胃左动脉旁有转移肿大淋巴结，且与血管关系密切时，如可能可先从胃左动脉根部结扎，再清扫淋巴结。如果必须先清扫淋巴结，应充分显露清楚再进行操作。如果清扫淋巴结出血，可先用无创伤钳控制破口靠近腹主动脉端的腹腔干，尽快切除淋巴结后再妥善缝合止血。

（3）腹腔干损伤后，应立即用手指捏住破口，近端用无创伤钳控制，切除或大部分切除淋巴结后，用无损伤线修补。

3. 预防

（1）术前评估要仔细，如果腹部彩超或者CT发现胃左动脉及腹腔干周围有肿大的淋巴结，术中在分离血管或清扫淋巴结时需谨慎。

（2）手术中不要大束结扎胃左血管及周围脂肪组织，最好小块结扎或者先结扎后缝扎，防止结扎线脱落。

（3）术中如遇胃左淋巴结肿大清扫困难，为避免大出血，不一定坚持清扫，可予以银夹或者钛夹标记，术后进行放射治疗。

二、术中脏器、神经损伤

（一）气管、支气管损伤

1. 原因

（1）食管肿瘤外侵或者与相邻的气管支气管膜部紧密粘连，术中探查分离时损伤。

（2）手术中清扫上食管旁喉返神经链、气管隆嵴下淋巴结时损伤。

2. 处理

（1）术中处理如下。

①马上将纵隔,尤其是气管、支气管破口附近的血液吸尽,防止血液进入气道。

②请麻醉师将气管导管向下插并超越破损处,这样既可保证肺部正常通气,又可避免血液流入肺内。

③充分显露气管、支气管。

④气管支气管修补:充分游离破口及周围组织,确认其可在无张力的情况下修补,修补时应将气管导管退至破口上方。破口较小可直接用无创伤线或可吸收线行间断外翻缝合。缺损较大无法直接缝合者可行气管或支气管成形。修补完后,嘱麻醉师吸净支气管内血液及痰液,张肺试水无漏气方可。

⑤尽量减少术中污染。术毕仔细冲洗胸腔,并放置纵隔引流管,以有效排出渗漏的气体及液体。

(2)术后处理如下。

①需长时间加强抗感染治疗。

②保持纵隔引流通畅,必要时可行冲管。

③鼓励患者有效咳嗽排痰,不会咳嗽排痰者需采用刺激弹性圆锥或者纤维支气管镜协助吸痰。

3. 预防

(1)术前仔细评估,如CT检查发现肿瘤较大,气管膜部、气管隆嵴有可能受侵或者受压变形,应怀疑气管、支气管受侵可能,可行纤维支气管镜检查进一步明确。

(2)术中对气管、支气管的局部解剖应非常熟悉,对粘连严重或肿瘤外侵明显的病例,术中探查时需仔细操作。

(3)术中避免暴力分离肿瘤,避免盲目钳夹伤及气管膜部。可先将肿瘤上下的正常食管游离出来,再探查分离肿瘤与周围组织。如确系肿瘤累及气管、支气管膜部,可根据具体情况行姑息性手术或根治性手术。

(二)脾损伤

1. 原因

(1)术中过度牵拉或暴力牵拉脾脏,导致脾组织碎裂。

（2）胃短血管较短，离断血管时造成脾组织撕裂。

（3）脾脏周围有粘连，术中操作牵拉导致粘连带附着处撕裂。

2. 处理

（1）如果为小的裂口，出血不严重，可采用止血材料贴覆创面止血或者缝扎止血，大多效果较好。

（2）如果裂口较大，出血较多，上述方法无法止血，可行脾切除。

3. 预防

（1）术中牵拉脾脏显露时切忌暴力进行。

（2）胃短血管较短时可采用超声刀处理，比较安全可靠。

（3）腹腔粘连较重时，尤其是脾脏周围有粘连带，最好先松解粘连，再行其他手术操作。

（三）喉返神经损伤

1. 原因

（1）解剖变异：喉返神经损伤多发生在颈部和胸顶部。左喉返神经绕过主动脉弓后上行于气管食管沟内，右喉返神经大多数绕过右锁骨下动脉后先在气管外侧向上内斜行一段，再进入气管食管沟。如果喉返神经走行存在变异，可导致误伤。

（2）肿瘤或者转移淋巴结压迫、粘连、侵犯喉返神经[①]。

（3）高位食管癌切除和颈部吻合术后，部分患者由于喉返神经周围粘连牵拉会出现声音嘶哑。

2. 临床表现及诊断

（1）声音嘶哑：患者术后清醒即发生声音嘶哑，多为术中喉返神经损伤所致，但应与气管插管造成的声带水肿和环杓关节脱位引起的声音嘶哑鉴别。一般

---

①唐红涛，赵华谦，李斌. 食管切除术后并发症分析[J]. 现代医药卫生，2004（10）：821-822.

声带水肿引起的声音嘶哑可在短期内恢复，而环杓关节脱位引起的声音嘶哑可在环杓关节复位后恢复。挫伤、电刀的电流及超声刀的热能引起喉返神经损伤可在1至2周好转。如果短期内无好转，一般为切断或者缝扎所致。如声音嘶哑发生在术后1至3个月，则可能为粘连牵拉喉返神经变形所致。术后3个月发生的声音嘶哑，多为肿瘤复发或者淋巴结转移侵犯喉返神经所致。

（2）误吸：进食流质时发生剧烈的呛咳和反复发生的吸入性肺炎。

3. 处理

喉返神经损伤应先明确病因，再进行相应处理。患者如有呛咳症状，应暂停进食，改为营养管鼻饲或者静脉高营养，待声音嘶哑好转后再逐步经口进食，进食顺序应为先进干食，之后逐步过渡到流质。声音嘶哑症状一般一段时间后会好转，但是切断、结扎患者术后不能恢复。

4. 预防

（1）术者必须熟悉喉返神经走行，在食管癌二野或者三野淋巴结清扫时避免损伤喉返神经。

（2）游离奇静脉水平以上食管时，应沿颈筋膜紧贴食管进行钝性分离以避免损伤左侧喉返神经。

（3）如果胸上段或者颈段食管癌外侵明显，喉返神经被包裹于肿瘤内，最好沿神经走行，小心剥离肿瘤。

（4）清扫双侧喉返神经链淋巴结时，应注意对神经的保护，尽量避免损伤。

三、膈疝

（一）原因

（1）重建的膈肌裂孔过大或者太松弛。

（2）膈肌缝合欠佳、边距过小、缝线打结不规范等。

（3）腹内压增高：术后腹胀、便秘、尿潴留等可增加腹内压，另外，胸外科手术后鼓励患者咳嗽排痰，也可引起腹内压增高。

（二）临床表现

1. 急性膈疝

大量腹腔内容物如肠、大网膜等疝入胸腔，患者出现呼吸困难、胸闷、腹痛、腹胀和高位肠梗阻征象，荧光透视法和胸部X线片可确诊。如出现肠绞窄、肠坏死，可表现为脉率增快，肠绞痛时间逐渐缩短，中毒症状严重，腹部有压痛、反跳痛。

2. 慢性膈疝

疝入胸腔的脏器为部分肠管或大网膜，但疝入内容物不多，或者为可复性。患者多表现为长期腹胀、胸闷、消化不良等非特异性症状，荧光透视法和胸部X线片可确诊。

（三）处理

1. 急性膈疝

必须马上手术。如判断肠管无坏死，可经胸部原切口进胸，将疝入的肠管和大网膜送回腹腔，并封闭膈肌裂孔的过大间隙。如判断肠管有坏死，应开服并扩大膈肌裂孔，将疝入胸腔的脏器还纳腹腔，切除已坏死的肠管和大网膜。如不能确定疝入肠管是否坏死，可用温盐水纱布湿敷，观察血运情况，如仍不能确定是否坏死，应当按照坏死处理，切除该段肠管并重建。

2. 慢性膈疝

可不必马上手术，但应继续观察。

（四）预防

食管手术凡是涉及膈肌裂孔重建者均应认真对待，重建后的膈肌裂孔大小应合适，不能过大或过松。缝合技术一定要保证，边距不应小于0.5 cm，打结一定要打方结，剪线时线头可留稍长。术后尽量避免增加腹内压的动作，保持大便通畅，治疗前列腺增生。

四、吻合口并发症

（一）吻合口瘘

吻合口瘘是食管、贲门手术后的严重并发症，其发生率在3%～5%，是造成患者死亡的主要原因之一。近年来，随着吻合技术的进步、营养支持的加强，其发生率已经越来越低，而且瘘后死亡的风险也降低很多。一般来讲，颈部吻合口瘘发生率最高，胃食管吻合口瘘发生率低于肠食管吻合口瘘。

根据时间可分为早期瘘和迟发瘘。吻合口瘘多发生于术后2～7天，一般发生于10天后的称为迟发瘘。术后3日内发生的瘘多与术中吻合有关，1周以后发生的瘘多与吻合口组织愈合不良有关。瘘发生越早，引发的感染和生理紊乱越重，死亡率越高。

1. 原因

（1）缝合原因：吻合口存在漏缝、针距太宽、打结用力过猛造成组织撕裂、黏膜回缩漏缝等。现在普遍以器械吻合为主，吻合技术原因造成吻合口瘘非常少见。

（2）血运障碍：游离胃过程中，误伤胃网膜右血管或者胃右血管，造成胃壁缺血；食管残端游离过长或者残端血运不良。

（3）吻合口张力过大。

（4）吻合口有肿瘤残留。

（5）术后吻合口周围感染或者积液。

（6）术后营养不良或者合并糖尿病。

（7）术后胃肠减压不通畅或者拔除胃管致急性胃扩张，吻合口张力过大。

（8）术后过早进食或者过早进食粗硬食物致吻合口裂开。

2. 临床表现

（1）颈部吻合口瘘：可出现颈部皮下气肿、感染、蜂窝织炎。瘘口小可表现为局部红肿、压痛；瘘口大时除局部症状外，尚可有发热、血常规增高，以及有大量脓液、唾液、消化液或者食物从切口流出，如侵袭大血管可造成大出血。感染向下蔓延可引起纵隔感染和气肿。

（2）胸内吻合口痿：表现为胸闷、气短、胸痛、持续性高热。引流物中除浑浊液体外，可能还有气体逸出。已拔除胸管的患者表现为脓气胸，除高热外还有进行性呼吸困难、血常规增高。胸片表现为患侧液气胸，胸膜腔穿刺可穿出浑浊液体。口服亚甲蓝后引流液呈蓝色，口服造影剂后可见造影剂外漏，可进一步明确痿口的大小和位置。

（3）胸腔出血：胸腔内血管被消化液腐蚀后破裂出血，甚至会出现吻合口主动脉痿而死亡。

（4）吻合口气管痿：患者出现剧烈呛咳、咳出胃液等，应注意吻合口气管痿的发生，可口服亚甲蓝或者行纤维支气管镜检查明确诊断。

3. 治疗

治疗的关键是早期诊断、早期治疗。总的原则是充分引流、抗感染和营养支持。绝大部分可通过保守治疗治愈，只有极少部分患者需要二次手术治疗。

（1）充分引流：发现痿后应立即放置胸腔闭式引流管，最好通过胸部 B 超检查，放置在脓腔相对低位以确保引流通畅，引流管不能太细以免堵塞，如果脓腔分隔应分开纤维隔或分别引流。在引流的同时，可选择敏感抗生素进行胸腔冲洗。

（2）持续胃肠减压：减轻消化液的外漏，减轻胸腔污染，避免胃扩张对吻合口的牵拉。

（3）抑制胃酸的分泌。

（4）抗感染：应根据胸腔积液细菌培养加药敏试验选择有效的抗生素。

（5）营养支持：注意维持营养及水、电解质平衡。不仅要给予充足的蛋白质，还要补充碳水化合物及脂肪。有肠内营养和肠外营养两种，应尽量以肠内营养为主，辅以肠外营养。

（6）鼓励患者咳嗽，促进肺复张。

（7）手术治疗：对于痿发生时间早、痿口较大、胸腔感染轻的患者，可考虑二次手术治疗。根据具体情况可选择痿修补术、吻合口重新切除吻合、食管造口二期重建术等。

4. 预防

（1）积极进行术前准备，改善全身营养状况，纠正低白蛋白血症、水和电解质紊乱和酸碱失衡。食管扩张水肿明显的应用高渗盐水反复冲洗,减轻黏膜水肿。

(2)术中操作应仔细,动作应轻柔,吻合时胃和食管黏膜对齐,注意保护胃及食管的血运。吻合完毕注意检查切缘是否完整。吻合口可以通过包埋、减张等方法减低张力。

(3)术后处理应加强咳嗽排痰张肺,应用有效抗生素预防感染,加强营养支持,维持水电解质平衡。

(二)吻合口出血

1. 原因

(1)吻合技术:吻合时缝合过稀、打结不紧、胃黏膜下止血不彻底等;打结用力过猛、幅度太大撕破食管肌层和胃壁的血管;器械吻合用力过猛,损伤胃黏膜血管等。

(2)吻合口溃疡:胃酸反复侵蚀,形成溃疡,导致黏膜下血管出血。

(3)吻合口感染:吻合口感染侵蚀血管致出血。

2. 临床表现

术后早期胃肠减压引流出大量的鲜红色或暗红色胃液或者出血呕血,说明胃内有活动性出血,严重者可出现休克症状。

3. 治疗

吻合口出血的处理原则与一般上消化道出血的治疗相同。

(1)保守治疗:对出血量少、生命体征平稳的患者可行保守治疗,一般的止血药物有酚磺乙胺、止血芳酸、维生素K、氨甲环酸、垂体后叶素、蛇毒血凝酶等。为避免或减轻胃酸对吻合口的腐蚀和预防应激性溃疡的发生,还可以加用胃酸抑制剂如奥美拉唑、泮托拉唑等。

(2)局部治疗:可口服去甲肾上腺素冰盐水,也可通过胃管反复注入,或者通过胃镜找到出血点,以去甲肾上腺素冰盐水局部反复冲洗,以及在出血处使用凝血酶或止血胶等。

（3）手术治疗：对于保守和局部治疗无效、出血量大、短时间内发生休克的患者应立即行手术探查止血。主要措施是吻合口全层间断缝合。术中止血后一定要通过胃镜检查，确保出血停止。

4. 预防

预防吻合口出血主要是术中操作后注意彻底止血，注意缝合针距不能太宽，打结手法要轻柔，术后给予抗感染治疗，维持胃肠减压通畅，使用抑制胃酸药物，等等。

（三）吻合口主动脉瘘

吻合口主动脉瘘一般发生于胸中下段食管癌切除术后，吻合口靠近主动脉或主动脉弓的患者。此并发症发生率较低，但后果较严重，死亡率几乎为100%。

1. 原因

（1）吻合口瘘：吻合口瘘是最常见的原因。发生瘘以后，消化液反复腐蚀主动脉壁和局部感染波及主动脉，引起血管壁坏死而导致大出血。

（2）吻合口肿瘤复发：肿瘤于吻合口部位复发，并浸润主动脉，最终引起吻合口和血管的贯通。

2. 临床表现

在发生穿孔前，可有较长时间的胸背疼痛，如果是吻合口肿瘤复发还会伴有吞咽困难。呕血是吻合口主动脉瘘的主要表现。有的患者最初呕血量较少，随之出现持续性呕血，量不一定多，时断时续，最终出现难以控制的大出血。有的患者直接出现突发大出血，引起窒息或者失血性休克死亡。

3. 治疗

目前尚无有效的抢救措施。少数患者发生大出血后放置主动脉支架可暂时止血，但最终仍难逃大出血的结局。唯一有希望的治疗措施是出现吻合口主动脉瘘后，先放置主动脉支架，然后择期行主动脉置换术。但大多数吻合口主动脉瘘患者的身体耐受性差，同时胸腔内感染短时间内难以得到良好控制，无法行此手术治疗，到目前为止，尚无手术成功的报道。

4. 预防

吻合口主动脉瘘的预防是关键，应尽量避免吻合口和主动脉直接接触。吻合口处于主动脉弓后，器械吻合后应检查钉子是否外露并加以包埋，肿瘤切除应彻底，减少吻合口复发。吻合口主动脉瘘的主要引起原因是吻合口瘘，因此预防吻合口瘘尤为重要。

（四）吻合口狭窄

吻合口狭窄一般发生于术后4周以后，主要表现为吞咽困难。一般来说，吻合口直径大于1 cm无梗阻症状，0.5～1.0 cm可进软食或半流质，小于0.5 cm只能进流质饮食或饮水。临床上一般将吻合口狭窄程度分为三个级别：0.7～1.0 cm为轻度；0.3～0.7 cm为中度；小于0.3 cm为重度。

1. 原因

（1）吻合口本身过小：如瘦小患者自身食管较细，吻合口直径则会相应变小；或者手工吻合时缝线太紧或者边距太宽。

（2）患者有瘢痕体质：吻合口瘢痕形成较严重，使管腔狭窄或者舒张受限。

（3）发生吻合口瘘并发症，愈合后瘢痕形成较严重。

（4）长期反流性食管炎致吻合口肉芽组织增生形成瘢痕。

（5）术后进行放射治疗致吻合口周围组织广泛纤维化，收缩造成吻合口直径变小。

（6）吻合口肿瘤复发。

2. 治疗

（1）食管胃镜下扩张术：食管胃镜下扩张术是目前常用和较有效的一种治疗吻合口良性狭窄的方法，最常用的是沙氏探条扩张器，具体使用方法为表面麻醉后插入纤维胃镜，最好是电子纤维胃镜，以便让助手也能看清楚吻合口情况，判断吻合口内径。经胃镜活检孔送入尖端柔软的引导钢丝，直至看到导丝完全通过吻合口为止，然后退出胃镜，注意一边退镜一边往里送导丝，切勿把导丝带出吻合口。根据吻合口大小选择合适的探条，经导丝送入探条进行扩张。扩张应遵循由细到粗的原则，逐步更换探条，一般应扩至1.2 cm以上。一次扩张更换探条不应超过3根，若第1次扩张不能达到预期要求则应分次扩张。扩张时及扩张后应密切观察患者有无突发性胸闷、胸痛、气紧、腹痛等表现，若有这些现象则需警惕食管、胃，甚至肠道穿孔可能。一般扩张术后都有不同程度出血，量少可不予处理，量多则应止血。若反应不重，术后2小时即可进食。气囊扩张导管由聚乙烯塑料制成，细的可经内镜活检孔直接插入，粗的则需要用金属导丝引导。当气囊完全进入狭窄部位后充气扩张。一般充气后应持续30~60秒，反复操作数次使狭窄部逐渐增宽。吻合口狭窄应尽量早期诊断、早期扩张，一般术后3个月内治疗效果较好，术后开始治疗时间越迟治疗效果越差。

（2）食管支架：目前使用较为广泛的是记忆合金支架，分为网织型和螺旋形。支架的工作原理是热胀冷缩，即在体外的冷环境下收缩变细以便放入，在体内的热环境下膨胀、固定，对狭窄部位进行支撑、扩张。对于吻合口良性狭窄，一般植入后2~6个月可取出。

（3）手术治疗：用于部分全身情况好、梗阻严重而扩张术失败或吻合口肿瘤局部复发的患者。手术方式有吻合口切开术、造瘘术、吻合口重建和结肠代食管术等。

（4）放射治疗：适合吻合口肿瘤复发的患者。

（5）其他治疗：激光治疗、冷冻治疗、微波治疗、电化学治疗、胃镜电刀瘢痕切开等。

3. 预防

（1）术中仔细吻合，缝线不能过密，边距不能太宽，黏膜要对合整齐。肿瘤切除应彻底，上下切缘距离病灶至少5 cm。吻合口直径不能太小，如果食管较细，可将食管残端做成斜切口以增大直径，再与胃吻合。

（2）术后预防吻合口瘘及减少胃食管反流，可加用胃动力药及抑制胃酸药物。

五、术后胃的并发症

（一）胃瘘

1. 原因

（1）胃残端瘘：术中胃断端漏缝或者缝合不全、缝合器故障是胃残端瘘的常见原因。

（2）应激性溃疡：手术过程中麻醉不平稳、较长时间低血压、缺氧、术中胃组织及血供损伤较严重、手术时间长、术后严重感染及使用糖皮质激素等均可诱发术后应激性溃疡。一般应激性溃疡直径小于1 cm，随着术后生命体征趋于平稳，内环境逐步稳定，大多数病例可以逐渐修复、愈合，少数病例会进一步发展，形成胃出血及胃穿孔。

（3）胃壁缺血、坏死：胃的血供非常丰富，一般不会发生胃壁缺血，但是食管、贲门手术中胃左血管、胃网膜左血管及胃短血管均被结扎、离断，只有胃网膜右动脉和胃右动脉供应整个胃壁，如果术中误伤胃网膜右动脉或者胃右动脉及其血管弓，有可能会发生胃壁缺血、坏死，形成胃穿孔或胃瘘。另外，胃壁损伤也是胃壁坏死的原因之一，如术中误扎胃壁，特别是处理胃短血管的时候，术中过分牵拉、挤压胃壁造成胃组织挫裂伤，都有造成胃壁坏死穿孔的可能。

（4）消化性溃疡：消化性溃疡是术后远期胃瘘最常见的原因。

2. 临床表现

胃穿孔的症状和体征与吻合口瘘非常相似，不易鉴别。消化道造影检查可明确诊断瘘口的部位及大小。胃镜检查虽也可明确诊断，但一般不作为首选检查项目。

3. 治疗

胃瘘的治疗原则也与吻合口瘘相似，主要有充分引流、控制感染、营养支持。

（1）保守治疗：禁饮食，胃肠减压，抑制胃酸分泌，B超定位后于合理位置行胸腔闭式引流，保持胸管引流通畅，选择有效抗生素控制感染，必要时可联合用药，加强营养支持，促进瘘口愈合。绝大多数患者可经保守治疗愈合，恢复正常进食。

（2）手术治疗：适用于少数患者。适应证有胃器官瘘，时间短、感染轻的胃瘘，患者全身状况允许再次手术，估计胸胃瘘口较大、保守治疗难以愈合者。

（二）胃动力障碍

1. 原因

（1）迷走神经切断：迷走神经是支配胃的优势神经，具有促进胃的运动、增加胃液分泌的作用。食管切除通常切断左右迷走神经，从而引起胃运动减弱、张力降低、胃内容物排空延迟。

（2）解剖位置变化：正常情况下，胃肠道平滑肌间存在张力感受器，当胃壁张力升高时，感受器发出冲动，通过壁内反射弧促进胃壁肌肉收缩，加速胃排空。胃上提胸腔后，胸腔内的负压环境使胃壁感受器接受刺激减少，从而使胃运动减弱。

（3）体液因素：促胰液素、胃动素、缩胆囊素等具有促进胃壁肌肉运动的作用，手术可一过性抑制这类激素的分泌，如同时伴有胃壁缺血、缺氧，使胃壁肌肉对该类激素的反应降低，则胃的运动及胃的排空都会明显减弱。

（4）电解质紊乱、营养不良：低钾血症、低钠血症及营养不良患者的胃动力障碍发生率较高。

（5）不全性机械性幽门梗阻：胃排空减慢，胃逐渐扩张，胃壁平滑肌逐渐拉长，进而出现胃壁肌肉运动减弱，张力下降。

2. 临床表现

初期主要表现为消化不良，症状加重后可出现进食后胸闷、溢出性呕吐等。胸片检查可见胸胃扩张，胃内有较高液平。上消化道造影检查胃无蠕动或蠕动微弱而不规则。胃镜检查镜头可顺利通过幽门。

胃动力障碍必须与机械性幽门梗阻鉴别，二者在治疗原则上存在较大差异。机械性幽门梗阻的发生时间相对较早，多在停胃肠减压后立即出现胸痛、呕吐等症状，胃镜检查镜头不能通过幽门。

3. 治疗

（1）保守治疗：①放置胃管，行胃肠减压，可以给予高渗盐水以减轻胃壁水肿。②纠正水及电解质紊乱，呕吐大量胃液可导致低钾血症及低氯低钠性碱中毒，应及时补充生理盐水及氯化钾。③营养支持。④使用胃动力药物，包括吗丁啉、胃复安、西沙必利、莫沙必利等，具有增强胃运动、促进胃排空的作用。⑤胃镜幽门扩张，可减轻幽门括约肌痉挛，缓解不全性机械性幽门梗阻。

（2）手术治疗：胃动力障碍手术治疗疗效较差，手术方式多为胃空肠吻合术，但有报道称术后胃排空障碍不但不缓解，反而延迟了胃动力的恢复。因此，选择手术治疗时应慎重。

（三）幽门梗阻

1. 原因

（1）胃扭转：大多数与手术操作有关，吻合时如不注意可导致胃沿纵轴扭转。另外，胃扩张后疝入对侧胸腔也可造成胃扭转。

（2）幽门及幽门管成角畸形：幽门周围游离不充分，特别是幽门后方与胰腺背膜的粘连游离不够，胃上提后幽门管悬吊成角。术中将幽门提于膈肌或膈肌之上而未还纳于腹腔或胸胃扩张后牵引幽门进入胸腔，从而使幽门与十二指肠间形成成角畸形。

（3）幽门括约肌持续痉挛：幽门括约肌痉挛可能与幽门失去神经支配、内分泌调节改变、幽门管周围结构及张力发生变化有关系。

（4）粘连带压迫、大网膜缠绕。

（5）幽门附近肿大淋巴结压迫：多为术后淋巴结肿瘤转移复发所致。

2. 临床表现

（1）时间：病因不同，幽门梗阻发生的时间亦有一定差异。胃扭转出现的症状较早，一般在胃管拔除后即出现。粘连带压迫出现症状稍晚，通常发生在术后2至4周。淋巴结肿大或肿瘤复发所致的幽门梗阻则发生时间更晚。

（2）症状：胸闷、胸痛、呕吐咖啡色的胃内容物，呕吐多发生在咳嗽致胸膜腔内压增高的情况下，患者不伴有肠梗阻的症状和体征。

（3）诊断：胸片检查见胃内有较高且宽大的液平，上消化道造影检查见造影剂不能通过幽门，胃内有造影剂存留。胃镜检查不能找到幽门或不能通过幽门。

3. 治疗

一旦确诊为机械性幽门梗阻，应立即手术治疗。单纯保守治疗会使患者全身情况进一步恶化，增加手术的风险。胃扭转的手术治疗可采用复位、固定及梗阻部位以上的胃空肠吻合术等方法。幽门周围如有确切的外压因素，则可以松解粘连带，解除外压性病变，多能缓解幽门梗阻症状，如局部粘连致密或肿大的淋巴结处理困难，可采用单纯胃空肠吻合术以恢复消化道的通畅。

4. 预防

（1）游离胃时应做到解剖清楚、操作仔细，尽量减少腹腔不必要的创伤，彻底止血，以减少腹腔粘连。对于肥厚的大网膜可做部分切除，避免大网膜粘连、缠绕。注意充分游离，幽门后方可游离至幽门下2～3 cm，必要时可切开十二指肠侧腹膜以减轻幽门的张力，从而避免幽门因张力成角。常规指压法挤断部分幽门括约肌。

（2）掌握胃提入胸腔后的正常位置，左胸一切口胃提入胸腔后大弯侧朝向脊柱方向，上腹、右胸两切口手术则是胃大弯朝向纵隔，吻合前应再次确认胃无扭转再继续操作。

（3）吻合口最好选择在胃底最高点，以免大小弯不对称而形成以小弯为轴心的胃扭转。如胃体较大可行缩胃术或胃管成形术。

（4）术中常规放置空肠营养管，不仅有利于术后患者的营养改善，在放置营养管的过程中还有利于及时发现胃扭转，因为在胃扭转患者中营养管很难放过幽门，从而可以引起术中警觉，并及时处理。

（5）胃的固定：一般将胃与再造膈肌裂孔缝合几针以固定，预防幽门被牵拉入胸腔形成成角畸形。术中如对侧胸膜破裂，可将胃固定在同侧胸腔的壁胸膜上，一般缝合胃网膜缘或者浆膜3～4针即可。

第六节 纵隔手术并发症

一、纵隔感染

纵隔感染常继发于邻近脏器穿孔或瘘、手术污染及其他部位感染。如颈部感染可因重力及胸内负压的作用而向下蔓延，较常见的是经椎前间隙至内脏纵隔间隙，较少见的如经气管前间隙至前纵隔。最常见的病因包括食管镜检查、食管灼伤、吻合口狭窄的扩张术导致的食管穿孔、纵隔肿瘤经胸正中切口手术中及手术后纵隔感染、胸部正中切口手术后胸骨感染[①]。

（一）临床表现

主要是急性感染症状，如畏寒、寒战、发热、乏力、全身肌肉酸痛、白细胞计数升高等。同时也有其他相应的症状，如颈部、肩部、背部、胸骨后及上腹部疼痛，以及吞咽困难、恶心、呕吐等。如感染破溃至胸腔时，可伴发脓气胸导致的咳嗽、气急及呼吸困难。体格检查由于纵隔感染部位较深而体表可能无明显阳性体征，或间接表现为上腹部压痛、反跳痛，局部肌紧张，颈部及上胸部软组织肿胀、触痛、皮下气肿，等等，如手术为胸部正中切口或颈部切口，可能自切口处有脓性分泌物溢出，局部切口红肿、压痛明显。

（二）胸部X线检查

X线检查是诊断纵隔感染的主要手段。早期，尤其是无明显的脓肿形成时可无明显改变。典型的X线表现为后前位胸片可见纵隔增宽，主动脉球消失，纵隔气肿和颈部皮下气肿影，如局部已形成脓肿且通过气管或食管与外界相通，或曾有过交通时可能见有气液平面，尤其是双侧纵隔胸膜完整时，纵隔内积气往往尤为明显。颈部X线摄片见正常之颈椎前凸消失和椎前与食管气管间隙增宽，侧位片示食管气管间隙被推向前方。另外，胸部透视、分层摄影、血管造影、超声波及胸部CT等对诊断均有帮助。

---

①陈君冬. 电视纵隔镜手术后并发症预防的综合护理[J]. 安徽医药，2013，17（01）：162-163.

（三）治疗

纵隔感染一旦形成，炎症较易沿着疏松的结缔组织扩散，且纵隔难以做到彻底引流。病原菌多数为大肠杆菌、铜绿假单胞菌，易致中毒性休克、心肺功能衰竭、大血管腐蚀性出血而死亡，故确诊或高度怀疑纵隔感染时，应立即采取相应的措施。

（1）全身支持及抗生素治疗：应根据细菌培养结果及药敏试验，选择有效的抗生素。抗生素治疗只有在去除异物、纵隔感染已有效引流后其效果才明显，否则往往效果不佳。

（2）去除病因：包括设法去除异物，食管有穿孔时修补，有食管吻合口瘘时置胃管持续胃肠减压，只有将导致纵隔感染的病因去除，其他治疗才能显效。

（3）纵隔引流：这是最重要和最有效的治疗手段，但亦相对较为困难。在有胸部正中切口时，往往即使伤口外观满意，亦应将切口敞开，对伤口行广泛的清创术。如缝合处和胸骨边缘已经变软和被感染，应根据感染涉及的范围和持续时间决定采用闭式或开放引流，如发现较早、范围很广，宜用闭式引流，纵隔内放置较粗的引流管，并用抗生素溶液以50 ~ 100 mL/h的速度滴入冲洗，再由低位的引流管吸出。对于无胸部正中切口的纵隔感染，引流较为困难，引流位置亦有所不同，对位置在第五胸椎平面以上的感染，应采用颈部切开，并置患者于头低位，以利于脓液排出。在第五胸椎以下的感染应设法经胸腔引流。前纵隔感染低于第二、三肋间时采用胸骨后引流。对后纵隔脊柱旁脓肿可行背部切口，切除相应的一截肋骨，推开胸膜，进入后纵隔腔引流。前下纵隔、胸骨后的脓肿可经肋弓角、剑突下引流，目的在于以最短距离接近感染病灶并有效引流。

二、重症肌无力危象和胆碱能危象

对于重症肌无力，临床上除药物治疗外，绝大多数考虑应在无手术禁忌证的情况下选择手术治疗。资料表明，重症肌无力如围手术期处理得当，胸腺（瘤）切除顺利，症状好转和完全缓解者可高达80%，但如果围手术期处理不当，则可能出现重症肌无力危象或胆碱酯酶危象，这两种危象的发生又以前者多见，两者合计死亡率可高达17.8%。

（一）临床表现与诊断

肌无力危象在围手术期内发生的时间，短者在术后1 ~ 2天，亦有长达20余天者，其主要临床表现是瞳孔无明显变化或略变大，患者口腔及呼吸道分泌物减少，咳嗽无痰，有喉舌干燥感，自觉腹胀难受。体格检查无腹部压痛，无明显的肌束颤动，心率可明显偏快，将腾喜龙10 mg加入生理盐水10 mL，每分钟静脉注射2 mL，上述症状可缓解，患者的呼吸及吞咽能力增强。手术后发生肌无力危象的原因是多方面的，有下述情况者发生肌无力危象的可能性较大。

（1）患者年龄50岁以上，有多年吸烟史。

（2）原合并肺部疾病如慢性支气管炎、肺气肿等。

（3）手术前重症肌无力病程较长且反复发作，并可能使延髓肌受累者。

（4）以往有肌无力危象发作或曾因肌无力发作做过气管切开者。

（5）手术前吡啶斯的明每日用量在750 mg以上者。

（6）重症肌无力合并有胸腺瘤者。

（7）应用肾上腺皮质激素时间长，有明显的水钠潴留症状者。

（8）病程长、进食受限所致营养不良、体力衰弱者，或水、电解质失衡者。

（9）某些药物可能加重已经存在的重症肌无力的神经肌肉阻滞，这些药物主要是氨基甙类抗生素，如链霉素、卡那霉素及多黏菌素等。

（二）处理

一旦发生肌无力危象，抢救处理的原则首先是保持呼吸功能，应用抗胆碱酯酶类药物及激素，其次是预防感染，维持营养，纠正水、电解质、酸碱平衡失调等。支持呼吸功能的最有效方法是行气管切开，以人工呼吸机维持呼吸。多数专家认为早期行气管切开为好，甚至有人认为如重症肌无力的患者手术前检查肺活量低于2000 mL，而且以往有肌无力危象发生，手术后一律常规行气管切开，因为气管切开可保证消灭解剖无效腔，有效解除呼吸肌无力所致的缺氧症状，改善通气功能，保证有效通气且患者较容易耐受，痛苦较小，而且经气管切开吸痰方便，不易污染，有利于气道内分泌物的清除，保持呼吸道通畅。在防止误吸的前提下可经口进食，补充营养，防止水电解质紊乱。同时，人工呼吸机维持呼吸可使麻痹的呼吸肌充分恢复，使机体免疫功能充分调整，有利于呼吸功能的重新建立。对于重症肌无力手术后患者，行气管切开的原则是宁早勿晚，一旦发生术后肌无力危象，即患者呼吸无力、胸廓及腹部无明显起伏、发绀、末梢氧饱和度明显下降、咳嗽排痰困难、呼吸道分泌物积聚不能有效清除、合并有休克、循环状况不平稳、有心力衰竭和肺部感染时，应立即进行气管切开，不要寄希望于抗胆碱酯酶药物能够改善呼吸功能而延误救治的时机。对术后发生肌无力危象可能性大的患者应加强观察，及时发现并处理。

由于重症肌无力行胸腺（瘤）切除后，患者对抗胆碱酯酶类药物的敏感性大大提高，且手术后口服药物不方便，多为静脉和肌肉注射给药，故有人观察到静脉给药与口服相比，其药效可扩大15～30倍，且大多数危重肌无力患者抗胆碱酯酶药物的治疗量与中毒量十分接近，故用药应相当谨慎，一旦用药过量，便可能发生胆碱酯酶危象。胆碱酯酶危象的表现是患者瞳孔明显缩小，眼泪、唾液、呼吸道分泌物大量增加，体格检查可见有肌束颤动，肠鸣音亢进，心率减慢，如静脉注射阿托品，上述症状可有缓解。如发生胆碱能危象，应立即给拟胆碱药，如阿托品，从小剂量开始，初起可给0.5 mg，隔3～5分钟再给0.2～0.4 mg，同时减少或停止抗胆碱酯酶类的药物，适量加大肾上腺皮质激素类药量，直至症状缓解。多数临床医师主张在手术后抗胆碱酯酶药物应少量、适量、长期使用，并持续给少量泼尼松，在手术前置胃管，手术后经胃管鼻饲给药更为安全有效，可起到改善营养的作用，既经济又实惠。因此，国内专家认为手术后在给抗胆碱酯酶类药物前要做到查神经肌力状态的稳定性，查肠蠕动是否亢进，查唾液及气道内分泌物是否增多，查出汗及心率，再决定给药的剂量，这样可减少胆碱酯酶危象的发生率。

对于重症肌无力手术后肌无力危象和胆碱能危象的预防，除药物调整外，其他如维持营养，纠正水、电解质紊乱及酸碱平衡失调，提高机体抵抗力和免疫力，预防肺部、胸腔及切口感染，等等，均应予同样重视。

三、胸骨正中切口术后并发症的处理

胸骨正中切口术后，胸骨伤口并发炎症发生率为1%～5%，主要包括无菌性血清渗出、胸骨不稳定、胸骨裂开、胸骨切口感染和纵隔炎。

胸骨裂开：主要是术中扭转缝合胸骨的钢丝结过紧，造成钢丝结断裂。多见于术后因纵隔出血多而再次切开胸骨的患者，也可因切开胸骨时偏离中线，两胸骨片不对称，钢丝勉强缝合胸骨后结扎，力量不均造成术后的胸骨断裂，亦多见于切口感染及胸骨感染者。在胸片上表现为正中线有X线透过条纹，即提示发生了胸骨裂开。这是一种特别严重的并发症，它一方面破坏了胸骨的稳定，影响呼吸循环功能，另一方面会导致纵隔感染，应手术进行治疗。对大多数患者来说，只要有严重的胸骨不稳定，无须观察伤口有无感染，应果断再次手术，可围绕胸骨缘或双侧肋骨行"8"字缝合固定。

胸骨切口感染：常发生在术后第5至7天。表现为胸痛、发热、白细胞升高、伤口皮肤发红变硬、有分泌物渗出。伴胸骨骨髓炎的患者则有切口发红、肿胀、表浅性水肿，局部触诊深层组织压痛。胸骨切口感染一经确定，应立即敞开引流，并对分泌物进行细菌培养以选择合适的抗生素。对1个月内的感染，应切除切口两侧的软组织0.5 cm，感染已侵及胸骨缘者，则应用咬骨钳咬除胸骨缘每侧2 mm，再缝合胸骨，切口用不吸收线缝合，胸骨后置1~2根粗引流管和1根细灌洗管，术后用抗生素灌洗液滴注，每小时50~100 mL，持续1周，感染控制后拔灌洗管。在深部皮下组织中发现有脓液，是开始经验性用药的足够证据。在细菌培养未报告结果前，应选用万古霉素，对疑有革兰氏阴性菌感染的可加用氨基甙类和头孢菌素类抗生素。感染累及胸骨常伴有胸骨不稳定。当胸骨切口表浅部分皮肤和皮下组织出现感染，且胸骨在触诊时不稳定，则胸骨很有可能被累及。在胸骨感染的早期，皮下组织可不受累，而仅表现为发热和胸骨疼痛，此时常规胸部X线检查难以发现，可行同位素骨扫描、胸骨的CT检查，可能发现胸骨的局部感染性病灶。由于胸骨感染已发现有真菌感染，因此需对胸骨碎片进行细菌培养，判断有无真菌感染，阳性者需用抗真菌药物。若胸骨已感染形成骨髓炎，应切除胸骨。对超过1个月的感染，应将包括胸骨在内的感染性组织做根治性切除，局部用抗生素灌洗，创口敞开，置多个引流，促使肉芽组织生长，待其自然关闭创口。此法愈合时间较长。研究学者莫利纳（Molina）提出广泛清除坏死组织、胸骨后，用胸大肌肌皮瓣或腹直肌肌皮瓣填入纵隔，术后用抗生素或碘复合溶液持续灌洗纵隔，缩短治疗时间。米勒斯（Miller）和纳海（Nahai）用此法治疗211例患者，总生存率为98.2%。

四、巨大纵隔肿瘤手术中大出血

有部分纵隔肿瘤患者由于就诊晚或医源性误诊误治，往往肿瘤相当大时才入院诊治，给麻醉及手术带来较大风险及困难，手术中大出血就是其中之一，这种出血的来源多为较大的营养血管、粘连的血管及胸腔内大血管，故出血速度快且量大，不易止住，易引起失血性休克，甚至会引起循环衰竭及其他脏器受损而死亡，后果严重。

（一）原因

导致手术中大出血的原因主要包括：①病变粘连严重，或恶性病变呈浸润性生长，或良性病变但生物学行为差，与周围组织无明显界限，同时这种病变的粘连血管丰富，这种新生的毛细血管壁多无平滑肌组织，断裂后不易收缩，在分离粘连时易广泛渗血。②在解剖肿瘤时，误伤胸腔大血管，如上腔静脉头肱静脉、肺动脉、肺静脉，甚至降主动脉。这类手术损伤后果严重，手术死亡率可高达50%。③肿瘤的瘤蒂损伤造成肿瘤的主要营养血管出血，这种血管多无特定的规律可循，且相当粗大，一旦受损出血严重。

（二）处理

术中一旦发生大出血，切忌盲目以血管钳钳夹，易造成更大的损伤，应及时做到以下七点：①以手指或纱布暂时按压出血部位，吸尽手术野积血，必要时再适当扩大切口，以利操作。②麻醉师要密切配合，保证肺部通气正常，同时保证输液通畅，至少应有两条静脉通路能够快速输血，并适当加快输血速度。③看清出血来源时采用缝合止血，可适时先用无创伤血管钳、无创伤鼠齿钳、主动脉侧壁钳等钳夹血管破口，或尽可能缩小破口，以利缝合。④建议缝合血管破口时不用普通缝针及丝线，而采用无创伤涤纶线或可吸收缝合线，优点是光滑、无线结、无双股线形成的粗细不匀等，且均相对比较牢固，注意采用涤纶线时打结要在6个以上，以防止线结滑开。缝合时最好采用连续缝合，超过破口两侧，必要时来回连续缝合，确实无渗血再抽紧线头打结。⑤如头肱静脉损伤，在修补无望的情况下可以直接缝扎，文献报道未见留有后遗症。⑥对已侵及上腔静脉的非淋巴源性的恶性肿瘤，采用附加上腔静脉置管内引流术做根治性切除，可避免大出血，并始终保持腔静脉回流通畅，血管损伤后修补相对容易，此方法值得推荐。⑦对胸腔内创面渗血，可采用电灼止血，但要注意电灼时勿损伤大血管及神经，且电灼止血术后焦痂脱落可能再度渗血。可在电灼止血完毕，基本无渗血后再于电灼创面上外敷一层可吸收的止血绫，以干纱布压紧，效果较好，既可防止电灼焦痂脱落渗血，又可增加止血绫与胸壁黏附的牢固程度。亦可采用凝血酶干粉压迫止血及医用OB胶涂抹止血。经固有胸廓层以粗线"8"字缝合，以明胶海绵加垫打结亦是较有效的方法，在所有的止血方法均不理想、胸腔内仍有大面积渗血时，可采用纱布或消毒绷带填塞残腔，预留一侧在胸壁以外，于手术后3天左右待胸腔引流明显减少时将纱布抽出，同时加强抗感染治疗，效果较好。

（三）预防

鉴于纵隔肿瘤手术中大出血后果严重，预防此类术中意外极为重要。

（1）术前尽可能明确诊断，弄清疾病的良恶性，必要时可经皮穿刺，根据结果及患者的病情综合判断及斟酌，掌握手术适应证，对肿瘤巨大、手术损伤大、手术切除可能性较低的病例，考虑放弃手术治疗，或先行放射治疗或化学治疗，在肿瘤组织有所缩小后再择期手术。

（2）术前与麻醉科、手术室共同商讨手术方案，对可能出现大出血的应急措施进行一一落实，充分备足血源。

（3）术中探查若见肿瘤粘连严重，在重要脏器的周围呈浸润性生长，解剖关系不清，则考虑放弃切除手术。

（4）重视对瘤蒂及滋养血管的处理，解剖时采用锐性解剖组织，剪刀口应尽量小，逐渐游离瘤体，能做囊内减压尽可能先减压，不得已时分块或姑息切除。

（5）一旦发生大出血，切忌慌乱钳夹，应先以手指轻轻压迫止血，吸净手术野积血，以无创伤血管钳钳夹损伤部位，再用无损伤线缝合或修补。由于这类手术对术者的技术要求较高，尤其当术者是青年医师时不要勉强止血，应及时请高年资有经验的医师帮助止血，必要时请心血管外科医师协助。

参考文献

[1] 王永. 实用外科多发病诊疗学[M]. 西安：西安交通大学出版社，2018.

[2] 江华. 现代胸外科诊断与治疗学[M]. 长春：吉林科学技术出版社，2016.

[3] 熊健. 现代心胸外科疾病诊断与处置[M]. 北京：科学技术文献出版社，2015.

[4] 朱天健. 实用临床外科诊疗学[M]. 西安：西安交通大学出版社，2015.

[5] 梁华刚，谢亨清，李旭，等. 胸外科疾病临床诊治与微创技术[M]. 北京：科学技术文献出版社，2014.

[6] 翟瑜，苏力，脱红芳. 外科微创学 [M]. 北京：科学技术文献出版社，2010.

[7] 刘雪梅.《中国胸心血管外科临床杂志》2022年第6期封面赏析[J]. 中国胸心血管外科临床杂志，2022，29（06）：675.

[8] 唐兴，蒋威，吾米提. 多元化教学模式在胸外科临床教学中的应用探讨[J]. 继续医学教育，2022，36（02）：13-16.

[9] 张卫强，裴迎新，赵京. 3D胸腔镜手术联合三维肺血管支气管重建教学在胸外科临床实习中的应用[J]. 中华医学教育探索杂志，2022，21（01）：50-53.

[10] 贾昱欣，张亚杰，李鹤成. 机器人手术在胸外科的应用现状与进展[J]. 机器人外科学杂志（中英文），2022，3（05）：367-375.

[11] 宋微微. 胸外科手术患者采取呼吸肌评估联合呼吸肌训练对呼吸功能的意义研究[J]. 中国现代药物应用，2022，16（07）：181-183.

[12] 方学森，李少军，陈平，等. 机器人手术在胸外科的应用进展[J]. 机器人外科学杂志（中英文），2022，3（03）：235-239.

[13] 陈小红，李萌萌，黄璜，等. 右美托咪定对胸外科患者围手术期焦虑的影响[J]. 解放军医学杂志，2022，47（05）：464-470.

[14] 许经伟，彭勇，程侠菊，等. 倒刺线缝合胸腔引流管口在胸外科手术患者的应用[J]. 江苏医药，2022，48（01）：27-31.

[15] 孙强，朱杰，张博勇. 分析微创小切口手术治疗胸外科疾病的效果[J]. 当代医学，2022，28（03）：179-181.

[16] 陈天，陈诚豪，曾骐. 达芬奇机器人手术系统在儿童胸外科的应用[J]. 中华小儿外科杂志，2022，43（01）：83-87.

[17] 李曦哲，高阳，程远大，等. 机器人胸外科日间手术的现状与展望[J]. 机器人外科学杂志（中英文），2022，3（02）：79-84.

[18] 周燕武，李曦哲，程远大，等. 机器人胸外科日间手术体系构建[J]. 机器人外科学杂志（中英文），2022，3（02）：85-92.

[19] 梁广明，陈曼莉，温嘉筠，等. 硬膜外自控镇痛对老年胸外科手术患者术后疼痛及呼吸功能的影响探究[J]. 黑龙江医学，2022，46（01）：11-13.

[20] 韩鑫，林永德，胡青. 单孔胸腔镜手术在胸外科临床治疗中的应用效果[J]. 名医，2021（22）：28-29.

[21] 汤阳，蒋茂燕，陈安平，等. 基于案例的"并轨式"教学法在胸外科临床实践带教中的探索[J]. 现代职业教育，2021（36）：120-121.

[22] 杨光，楚琰，孙健勇，等. 视频博客+5G通信技术模式在胸外科临床教学中的应用与发展[J]. 安徽医药，2021，25（03）：633-636.

[23] 吴卓鹏，杨劼. 胸外科手术后继发乳糜胸的防治[J]. 岭南现代临床外科，2021，21（06）：688-693.

[24] 汤隽，张墨，赵健竹. 胸外科教学过程中引入模拟临床思维教学法的价值[J]. 中国继续医学教育，2020，12（36）：20-23.

[25] 中国胸心血管外科临床杂志胸外科专题2019年度题录[J]. 中国胸心血管外科临床杂志，2020，27（12）：1370+1509.

[26] 许俊娥，杨悦. 胸外术后肺部并发症行雾化吸入沐舒坦的应用效果与护理研究[J]. 世界最新医学信息文摘，2019，19（86）：342.

[27] 陈求名，安舟，何哲浩，等. 高科技内镜技术与微创胸外科优化融合[J]. 中国医师进修杂志，2019（07）：593-595.

[28] 金蕾，杨淑英. 循证护理模式对胸外重症患者的呼吸功能、并发症及生活质量的影响[J]. 检验医学与临床，2018，15（15）：2304-2306.

[29] 杜鸿昌，王华春，陈健，等．胸外开胸手术和胸腔镜手术在肺叶切除中的临床研究[J]．心理月刊，2018（07）：171．

[30] 王惠蕾．观察雾化吸入沐舒坦减少胸外术后并发症的治疗并总结其护理方法[J]．现代医学与健康研究电子杂志，2017，1（05）：77．

[31] 张俊杰．清燥救肺汤应用于胸外术后预防肺部并发症疗效观察[J]．陕西中医，2017，38（08）：1010-1011．

[32] 何建行．以微创胸外科为中心的肺癌综合诊疗模式[J]．中国肺癌杂志，2016，19（06）：329-331．

[33] 吴华景，朱锦芳．对胸外科患者实施呼吸道循证护理的效果观察[J]．现代医药卫生，2014，30（17）：2682-2683．

[34] 邱宁．90例胸外手术患者的护理体会[J]．中国医药指南，2013，11（17）：746-747．

[35] 徐芬．1例先天性胸外心合并右心室双出口患者的围术期护理[J]．护理学杂志，2013，28（06）：33-34．

[36] 谭嘉．为肺癌微创诊疗设计中国方案[N]．健康报，2013-02-06（002）．